weissbooks.w

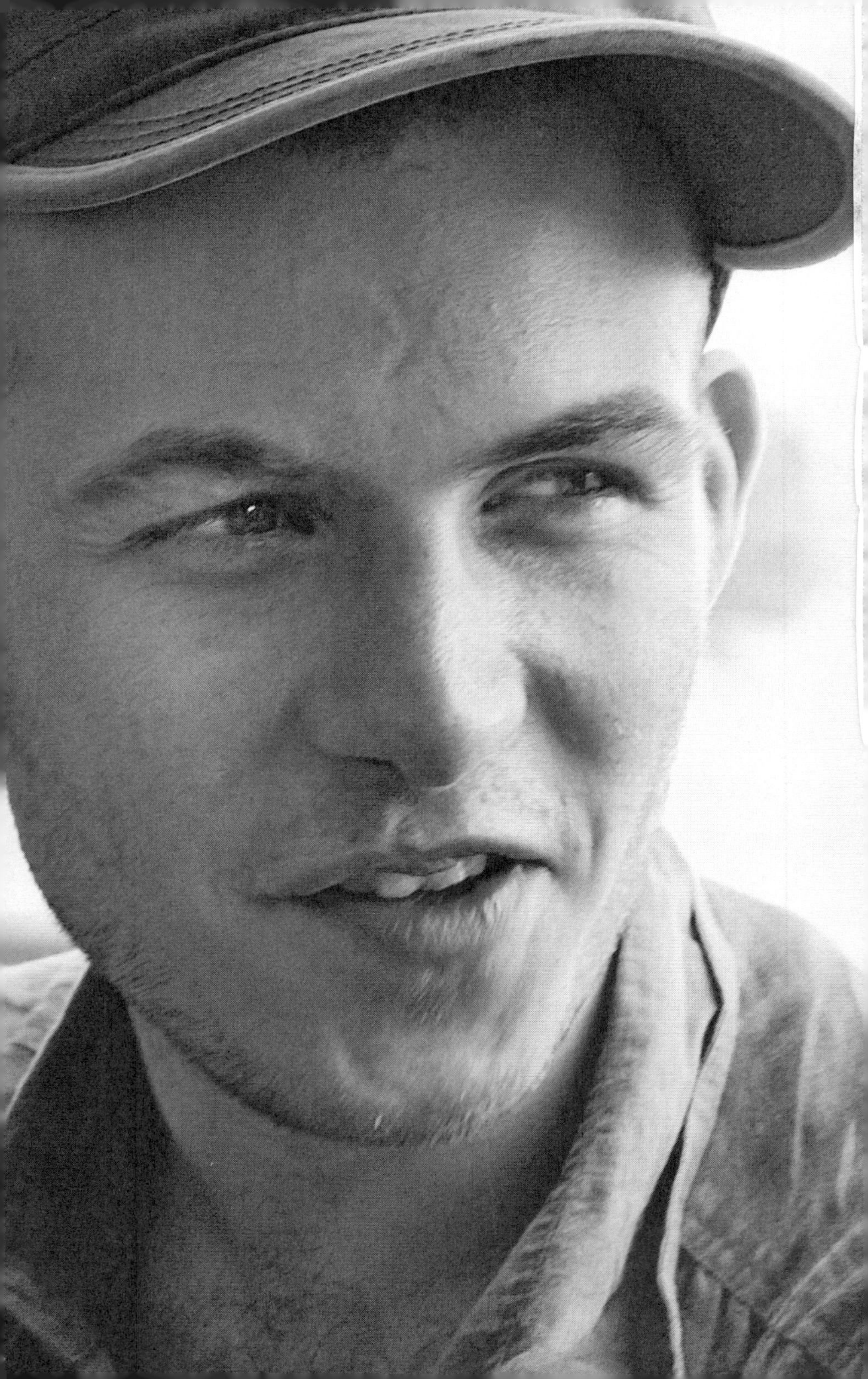

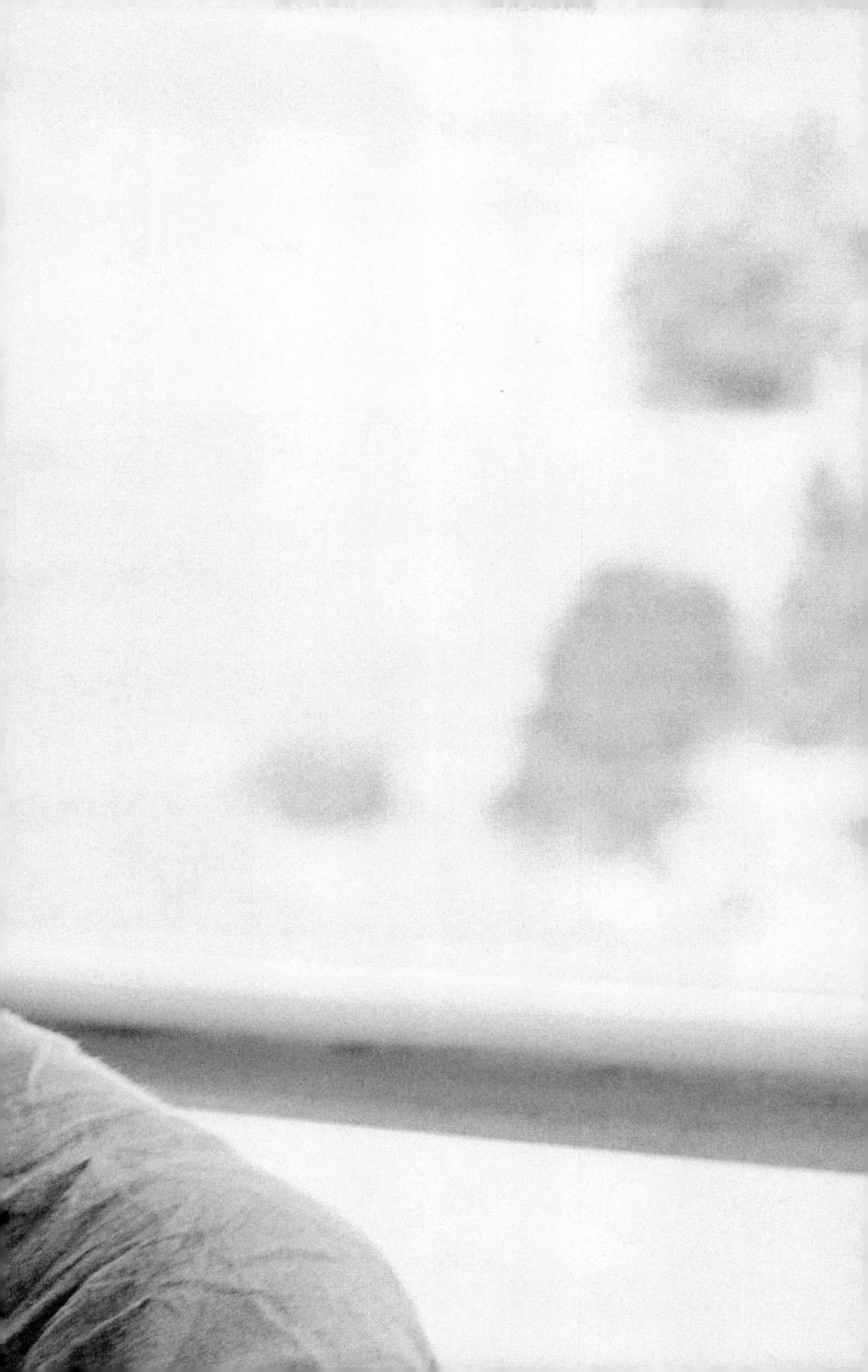

Mirosław Nahacz

Bombel

Aus dem Polnischen von Renate Schmidgall
Mit einem Nachwort von Andrzej Stasiuk

weissbooks.w

»Bombel« (so auch der Originaltitel) erschien 2004
bei Wydawnictwo Czarne, Wołowiec

Bombel

Verkündigung

Halli-hallo und hi! Ich bin Bombel von der Haltestelle, hier sitze ich nämlich, deshalb von der Haltestelle. Ich rede mit mir selber, wahrscheinlich bin ich schon total übergeschnappt, aber es ist weit und breit niemand da, weil diese Penner noch schlafen; die kuscheln sich in Federn und Decken oder gegenseitig ineinander, wenn sie schlafen, ist ihnen das ja völlig egal. Also: Das soll eine Art Einleitung sein, das heißt, etwas über mich, wie im Fernsehquiz: Ich bin fünfundfünfzig, pensionierter Elektriker, zwei Töchter und eine Frau, ich grüße sie herzlich und winke in die Kamera. Aber im Ernst, ohne Quatsch: Ich bin nicht fünfundfünfzig, sicher habt ihr kapiert, daß ich das bloß gesagt habe, damit's nicht langweilig wird. Es ist sogar ganz schön, so mit sich zu reden, ich muß dann nicht so viel rauchen, denn normalerweise rauche ich furchtbar viel, irgendwas saugt an mir, als hätte ich nichts gegessen, nichts getrunken, als würde mir ein zweites Ich im Bauch sitzen und die Luft wegnehmen. Aber beim Reden, wie schon gesagt, saugt es bißchen weniger. Um aufs Thema zurückzukommen, nach dem Motto: Hallo, ich bin dein bester Freund – in diesem Rahmen sage ich also: Ich bin achtunddreißig, habe einen Sohn, eine Tochter und ein Haus in gutem Zustand, von meinem Vater geerbt, der vor etwa einem Jahr gestorben ist, Gott hab ihn selig. Ich muß hinzufügen, im Moment sehe ich keinerlei Perspektive, auf mindestens zwei Tage nicht, denn heute ist der sechzehnte, und der Briefträger mit dem Schnurrbart kommt mit seinem vom Geld der Steuerzahler gesponserten kleinen Fiat etwa am achtzehnten zu mir, dann wird sich die Sache klären. Denn ich hab da irgendwelche Schikanen, was mit dem Kopf, irgendwas haben die festgestellt, das heißt, auf den ersten Blick ist alles in Ordnung, aber wenn man genauer hinsieht, stellt sich raus, daß ich dafür Rente kriege, und die ganze polnische Bevölkerung legt jeden Monat zusammen, damit ich, für den sich kein Mensch interessiert, Geld vom Briefträger kriege, von dem mit dem Schnurrbart, denn seiner Frau gefällt er nur mit Schnurrbart, und einmal, als ich sie danach gefragt hab, hat sie sogar gesagt, daß sie ihn auf der Stelle rausschmeißt, wenn er ihn abrasiert. Ja, manchmal tröste ich mich damit, daß ich echt wichtig bin, und wenn mir einer nicht paßt oder wenn einer meint, ich bin ja die totale Null, mit mir muß man erst gar nicht reden, dann denke ich, du Arschloch, du kannst mich vielleicht nicht ausstehen, du meinst vielleicht, ich bin nicht mehr wert als Hundescheiße, aber wenn du den ganzen Monat arbeitest, dann tust du das auch für mich, und wenn du am ersten deinen Lohn kriegst, dann hast du keine Ahnung, daß da der Teil des Geldes fehlt, den der Staat aufgrund des allgemeinen Rentenanspruchs an mich abtritt.

Zuerst vielleicht etwas über die Verhältnisse in der Natur, denn es ist Nacht, das heißt, eigentlich nicht mehr ganz, es sieht nämlich aus, als hätte der berühmte orthodoxe Gott eine Riesenspritze voller Milch in den Himmel gestoßen und würde sie jetzt ganz langsam ausdrücken, denn es wird heller und klebriger. Jetzt rede ich schon so lang mit mir, daß meine Zunge ganz steif ist und meine Stimme gar nicht mehr wie meine klingt. Aber ich weiß, daß es meine ist, wo soll sie auch sonst herkommen, wenn kein Mensch da ist, alle schlafen noch in ihren Häusern, und das noch etwa zwanzig Minuten, und dann wachen sie ein paar Minuten vor dem Wecker auf, und das erste, was sie tun, ist ihn abschalten, damit er nicht klingelt. Denn die brauchen nichts Mechanisches zum Wecken. Seit zig Jahren stehen sie immer um die gleiche Zeit auf, und schließlich haben sie sich dran gewöhnt. Aber das Schlimmste ist der Durst, und heute wird nichts zu machen sein, weder Pietrek wird was haben noch der Hauptmann, der zwar alt ist und mehr meinen Vater als mich gekannt hat, aber an mich erinnert er sich, sagt er, wie ich mit einem Stock rumgerannt bin und Pietrek angeschrieen hab, er sei tot, erschossen. Und überhaupt sagt der Hauptmann, er hätte in der Armee gekämpft, als der Krieg an der polnisch-slowakischen Grenze war, er hätte sich mit den Deutschen geschlagen, und deshalb, wegen dem, was er da erlebt hat, sei er jetzt sein Leben lang Soldat. Und wenn er aus dem Haus geht, dann unbedingt mit Umhang und grünem Hemd, an dem er alle Auszeichnungen stecken hat, auch die größten, obwohl die zivil sind, »Erbauer der Volksrepublik Polen« zum Beispiel, denn es ist egal, von wem, wichtig ist, daß es eine Medaille ist. Und der Hauptmann will nicht, daß wir einfach »Guten Tag« sagen, er läßt uns salutieren und rufen: »Seid gegrüßt, Herr Hauptmann!«, und er schreit dann zurück: »Seid gegrüßt, Soldaten!« – denn Disziplin muß sein, ohne Disziplin geht die Gesellschaft unter, wie der Hauptmann sagt, ohne Armee ist alles einen Dreck wert. Der Hauptmann hat das höchste Einkommen von uns, alle möglichen Renten und Pensionen, alle Zulagen plus Heiterer Herbst und Ampliko Laif, Veteranenzulage, Familien- und Schulzulage und Zuschuß zu Medikamenten. Der Hauptmann sprengt einfach die Bank, der faßt die Bürokraten nicht mit Samthandschuhen an, der hat einen Brief an die Frau des Präsidenten und ihren Mann geschrieben, daß er die polnisch-slowakische Grenze gegen die Deutschen verteidigt und dabei sogar eine wichtige Rolle gespielt hat, und jetzt zieht's ihm im Kreuz und in den Beinen; daß er Polen nach dem Krieg wiederaufgebaut und den ganzen Saustall in die Reihe gebracht hat, den die angeblich so ordnungsliebenden Deutschen hinterlassen haben – und was hat er jetzt davon? Wahrscheinlich kriegt er deshalb alle möglichen Zulagen und muß sich nicht mühsam vom achtzehnten zum achtzehnten schleppen, weil ihm die Mittel fehlen, die leeren Löcher in Bauch und Seele zu stopfen. Aber heute wird der Hauptmann wohl nicht kommen, er kommt ja nur manchmal, und wieso sollte das ausgerechnet heute sein? Es könnte genausogut morgen sein, aber das tröstet mich kein bißchen, das hilft mir nichts, ich will heute trinken; morgen und übermorgen wahrscheinlich auch, aber im Moment zählt nur heute, denn daß ich nach einiger Zeit wieder Durst haben werde, juckt mich jetzt nicht, und überhaupt – scheiß der Hund drauf.

Aber jetzt wird mir vom Durst doch bißchen kalt, eine Kälte wie zarte Schneeflocken, die in meinem Innern fallen, vielleicht auch wie Entendaunen, nur weiß und nicht braun, die Kälte dringt gleichmäßig in mich ein und füllt mich ganz aus, und manchmal ist es, als würde ein sanftes, aber fast eisiges Windchen in mir wehen, und dann schüttelt es mich. Aber das alles kommt nicht von der Kälte, sondern vom Durst, das mit der Kälte sag ich nur so, damit man sich ein Bild machen kann. Wenn nichts passiert, wenn nicht irgendein vergessener Kumpel auftaucht, mit dem ich mich vielleicht vor ein paar Tagen verabredet und dann was durcheinander gebracht hab, ich hab ja die Papiere, ich darf das, und es wäre sogar besser so, weil ich dann überrascht wäre, und wenn einer unverhofft kommt, freue ich mich umso mehr. Wenn nicht, sieht's übel aus. Dann verwandelt sich die Kälte in mir in Voreiszeit, Eiszeit und Nacheiszeit, alles auf einmal, und dabei schüttelt's mich so, daß ich das ganze Eis rauskotze und mir zur Abwechslung heiß wird und ich klatschnaß bin, als wäre ich in den Regen gekommen, dabei kann ich gar nicht in den Regen kommen, weil das Dach an der Haltestelle mit gesägten Kiefernschindeln gedeckt ist, und ich muß sagen, für Schindeln ist Kiefer Scheiße, am besten ist Espe, egal, ob gesägt oder gehackt, genauer gesagt, am besten doch gehackt, da gibt's nichts, und wenn jemand sich streiten will, kann ich ihm nur unter Freunden raten, er kann es gleich lassen, denn ich weiß, daß ich recht habe.

Ich wollte eigentlich was anderes sagen, aber ich merke, wenn ich so mit mir rede und rede, weiß ich manchmal gar nicht, was dabei rauskommt, und ich bin selbst gespannt, was ich sagen werde, ich hör mir aufmerksam zu und hab das Gefühl, da redet ein anderer Bombel, bißchen kleiner, aber bißchen gescheiter als ich, als der große Bombel, und es ist, als würde der in mir drin sitzen und sich das alles ausdenken, vielleicht ist es sogar derselbe, der an mir saugt, wenn ich Lust aufs Rauchen hab. Wenn ich also manchmal anfange und nicht fertigrede, dann kommt das daher, daß ich, wenn ich rede, nicht denke, sondern mich auf den in mir drin verlasse, und der legt mich manchmal ganz fies rein. Aber jetzt konzentriere ich mich und komme vom Seitenstreifen auf die Mittelspur zurück, das heißt, zu dieser verdammten Epoche drei auf einmal.

Es ist immer das gleiche. Zuerst schwitze ich, und dann, wenn ich naß bin und nichts habe, um das in den Griff zu kriegen, wenn sich keiner findet, dem es weh tut, mich so zu sehen, und der mir aus Mitgefühl die Hand reicht, in der irgendeine Flasche Alkohol steckt, ich sag ja nicht, es muß gleich ein halber Liter Schnaps sein, es reicht auch ein Schluck Wein, da bin ich nicht so, im Gegenteil, das nehme ich mit einem dankbaren Lächeln an, obwohl ich leide. Und wenn sich so einer nicht findet, wenn ich weiß, daß es keine Hoffnung gibt, weil alle sich abgesprochen haben, mir aus dem Weg zu gehen, dann werde ich von dem, was mir da im Herzen fehlt, ganz unruhig, und ein Schauer läuft mir über den Rücken, als hätte mir jemand ein Stück Aas nachgeschmissen. Und dann fängt etwas an, was überhaupt nicht witzig ist.

Und kein Mensch will mir glauben, daß es solche Dinge wie danach überhaupt gibt, daß das überhaupt jemand erleben kann. Sie sagen, ich hab gelbe Papiere – deshalb. Aber ich weiß, daß das alles wirklich geschehen ist, das war kein amerikanischer Film für den polnischen Durchschnittshaushalt, das war schön und echt, ich hab alles gesehen und gehört, ich weiß noch alles, und wenn das nicht wahr ist, dann kann überhaupt keiner sagen, was wahr ist und was nicht.

Ich erinnere mich also an eine Sache, die mir widerfahren ist, ich habe sie schon allen erzählt, jeder, der hier wohnt, kennt sie und kann sie wahrscheinlich auch wiedergeben, denn wenn ich sie jemandem erzählen will, dann schreien sie immer: »Verpiß dich, Bombel, das kennen wir auswendig!« Aber manchmal erzähle ich es Touristen und kriege ein Bier dafür; kann bloß sein, daß ich mir dann gemein vorkomme, denn das sind keine Dinge, für die man ein Bier nimmt. Aber ich erzähle es, weil ich gern erzähle. Sogar jetzt, wenn ich es mir selber erzähle, und es ist ja wohl klar, daß ich weiß, was passiert, weil ich es ja selber erlebt hab, oder? Das klingt vielleicht blöd, denn wozu soll ich mir was erzählen, was ich selbst erlebt hab, wenn ich weiß, was passieren wird, weil es nicht Pietrek oder dem Hauptmann, sondern mir selber passiert ist. Na ja, jetzt hab ich mich etwas vergaloppiert, in solchen Fällen stimmt irgendwas in meinem Kopf nicht, und ich weiß nicht mehr, was ich gesagt hab oder sagen wollte. Aber jetzt weiß ich's wieder. Ich gönne mir das Vergnügen, alles der Reihe nach. Normalerweise sind es schreckliche Dinge, denn offensichtlich bin ich schlecht, grottenschlecht, obwohl ich das gar nicht sein will, aber manchmal kommt mir einfach etwas Schreckliches in den Sinn, obwohl ich weiß, daß es schlecht ist. Aber das wollte ich gar nicht sagen.

Einmal ist also etwas überhaupt nicht Schlechtes passiert, sicher weil ich lange zu Hause saß, ich hab nur die Kühe gefüttert, sie immer gemolken, damit ihre Euter nicht anschwellen und wehtun, damit sie nicht brüllen, weil sie gleich platzen und der Schmerz fürchterlich ist, so, als ob mir jemand einen Knoten in den Schwanz machen und befehlen würde, ich soll zehn Bier trinken und dann zuhören, wie aus einem aufgedrehten Hahn Wasser fließt. Ich hab also regelmäßig die Kühe gemolken, das Heu gewechselt, damit sie's schön sauber haben, damit es allen gut geht, auch den Hühnern hab ich bißchen was gegeben. Und für mich hatte ich auch Zeit, bißchen gekauften Wodka, damit ich das überhaupt alles machen konnte, damit ich's durchhalte, damit die verdammten Ameisen und anderes Kruppzeug nicht von allen Seiten auf mich losgehen, von oben, von unten, von rechts und links, schräg von hinten und von überall. Aber der Wodka war irgendwann alle, und ich konnte keinen mehr kriegen, absolut nichts, denn irgendwas Alkoholisches anschreiben lassen, das kann ich vergessen, davon kann ich nicht mal träumen, denn hinterher ist es bloß peinlich, wenn sich rausstellt, daß es im Traum geht und in Wirklichkeit nicht. Kryśka sagt, Essen immer, und wenn man sie wegen meinen Schulden aus diesem ehemaligen Konsum rausschmeißt, Essen gibt sie mir, aber Alkohol läßt sie nicht anschreiben, und verkaufen tut sie ihn mir nur, weil sie nicht wegen meiner Sauferei rausfliegen will, denn den Verkauf von Waren gegen Bargeld darf sie nicht verweigern, das ist ja schließlich keine Psycho-Beratungsstelle, sondern ein Geschäft, und da soll der Rubel rollen.

Damals hatte ich also nichts mehr. Aber ich hab ja noch gar nicht erzählt, daß ich allein wohne. Denn meine Tochter und meinen Sohn hab ich schon erwähnt. Und da ist ein Widerspruch, das heißt, wenn es einmal so ist und einmal so, das kann ja nicht sein, das funktioniert nicht. Um das also zu erklären: Es stimmt nur scheinbar nicht, denn die Kinder wohnen in der Stadt, seit ihre Mutter, diese Nutte, die macht's ja für eine Flasche Wein, seit die also in der Stadt wohnt, das heißt, das sind schon ein paar Jährchen. Die Alimente werden immer mehr, aber bis jetzt kriege ich ja Rente, und vor Gericht sag ich immer, ich hätte einen Betrieb, und daraus ergibt sich, daß ich Futter für die Tiere besorgen muß, und die kennen sich ja nicht aus und meinen, mit den Kühen ist es wie mit den Hunden, man kauft ihnen irgendein Schappi oder Pedigripal, dabei reicht es ja, ich treibe die Kühe und das Pferd auf die Weide, den Rest kann man vergessen, später sammle ich sie wieder ein oder auch nicht, denn die wissen, wie sie allein nach Hause kommen. Die Alimente werden also mehr, aber der Gerichtsvollzieher und alle diese anderen Gauner, die können mir meine Rente nicht nehmen und was anderes auch nicht, weil ich nichts hab. Alles, was ich konnte, hab ich schon auf den Kopf gehauen, manchmal braucht man ja schon ein bißchen Geld, und außerdem versaufe ich es lieber selber, als daß irgendein Fremder was davon hat. Aber ich hab mich schon wieder in Dingen verloren, die mir schon lang bekannt sind, also sollte ich besser nicht davon reden, wozu auch.

Ja, als ich mit meinem Vieh, mit meiner Fauna und Flora zusammen in Frieden lebte und als ich schließlich einmal nachts mehr als mein Fläschchen Wodka getrunken hab, mehr als ich brauche, um halt irgendwie zu funktionieren, ehrlich gesagt, ich hab mich total zugedröhnt, und danach beschloß ich, längere Zeit nichts mehr zu trinken, und da ist das alles passiert.

Ich trank also nicht, und wie das so ist, begann die Temperatur in mir zu sinken, und bestimmt bildeten sich im Blut kleine Eiskristalle, der innere Teil der Haut war von leichtem Reif bedeckt, der sich dann unter dem Einfluß der Wärme auflöste, und dieser Winter in mir verwandelte sich allmählich in Sommer und dann in fürchterliche Hitze. Und sogar danach, als alles miteinander vermischt war, habe ich am ganzen Leib gezittert, als würde ich von innen blubbern, als würden in mir Frösche sitzen, jede Menge Kröten, die sich wütend anquakten, als wäre ich ein Sumpf, die perfekte Umwelt, in der sie sich plötzlich entwickelten, groß wurden und jetzt in mir aufsprangen und quakten, meine Haut wurde ganz rissig und angespannt und schien an manchen Stellen zu platzen, und ich hatte Angst, daß aus den Ritzen Scharen von Fröschen rauskommen, und das hätte ich wirklich kein bißchen mehr ausgehalten. Und wie ich so zu Hause lag, auf dem Boden, und weinte, wie ich so klein war, daß man mich kaum sehen konnte, daß ich fast unterging, fast in den Ritzen zwischen den Fußbodenbrettern verschwand, wie mein Kopf mit dem Holz zusammenschmolz, sich in etwas Hartes, Gefühlloses verwandelte, da heulte ich wie mein Pimpek zu der Nachbarhündin, wenn sie läufig ist, und sie können nicht, weil Pimpek und die Hündin beide woanders angekettet sind, wie ich also vor lauter Schmerz noch erbärmlicher heulte als mein Pimpek und das Gefühl hatte, ich hätte einen wichtigen, grundlegenden Teil meiner Inneneinrichtung, das heißt, meines Organismus rausgekotzt, da wurde es heller, und ich hörte, als ich so völlig im Dunkeln lag, sogar ohne Mond und Sterne, denn es war Herbst und außer den Umrissen sah man nichts, da hörte ich deutlich, wie langsam die Tür im Flur aufging, langsam, nicht schnell, wie wenn der Wind sie öffnet. Und ich hörte weiche Schritte, ganz untypisch, das kommt nicht vor, wenn irgendwelche Kumpel von mir eintreten, denn die trampeln so mit den Füßen auf dem Boden herum, daß er fast einbricht. Jedenfalls hab ich das alles gehört, obwohl mir damals ganz schlecht war. Und dann wurde es hell, so wie es manchmal nach einem Stromausfall hell wird, an dem das Elektrizitätswerk schuld ist, wenn sie dann alles wiedergutmachen und einen dafür entschädigen wollen, daß man seine Lieblingsserie nicht im Fernsehen sehen konnte, und dann einen so reinen und schönen Strom liefern, der ein helles, fast weißes Licht gibt, man muß nur gute Birnen haben, denn die schwachen halten diese Schönheit nicht aus und gehen gleich kaputt. Ich schweife gern ein bißchen ab, denn es ist angenehm, den

Moment hinauszuzögern, bevor man zum Kern der Sache kommt und dann das Wichtigste sagt, und es ist sehr schön, mir selbst zuzuhören, wenn ich so erzähle.

Denn bei uns sind die Leute einfallsreich, und sogar wenn es keinen Strom gibt, am schlimmsten sonntagabends, wenn alle Häuser wie Glühwürmchen aussehen, wenn man sie von oben betrachtet, von der Stelle aus, wo der neue katholische Pfarrer, sobald er in die Gemeinde gekommen ist, ein Kreuz aufgestellt hat, jedenfalls – die Leute haben kein Problem. Wenn der Strom ausfällt, geht alles aus, und es wird leer, als hätten in diesem Tal nie Menschen gewohnt, als hätte nie jemand auch nur ein Haus gebaut, als gäbe es keinen einzigen Menschen mehr, aber damit es so aussieht, muß die ganze Linie futsch sein, alle diese Transformatoren und weiß der Geier was noch, denn oft ist es ungerecht, das heißt, die einen haben Strom und die anderen nicht. Und dann ist es so, wie es früher immer war: ein Fernseher, und alle gehen dorthin zum Krimi. Aber wenn es eben nirgends Strom gibt, nach einer Weile völliger Dunkelheit, wenn die Leute in ihren gut verschlossenen Häusern schon gegen die Hochzeits-Schrankwand, gegen die Kredenz oder die Tischecken stoßen, um endlich die ersehnte Kerze zu finden und anzuzünden, damit die Welt eine Form kriegt und man sieht, mit wem man redet, dann füllen sich die Häuser allmählich mit orangerotem Licht, und es scheint, als wäre die Zeit zurückgedreht und als gäbe es nicht die ganzen Satellitenschüsseln auf den Dächern, und die Dächer selbst wären nur aus Stroh oder, wenn einer reicher ist, aus Schindeln, und das ganze Dorf, das man sieht, wird irgendwie unwirklich, denn das Orange hat keine Chance gegen die Finsternis, die ist zu dicht für die schäbigen kleinen Kerzen, diese Finsternis verklebt alle Öffnungen des Hauses, dichtet die Fenster ab und stopft die

Schornsteine zu, so daß die Flamme innen keinen Sauerstoff mehr hat und es ist, als würde man die Kerze in ein Glas stellen. Aber ich bin schon wieder ins Reden gekommen, denn das Reden reißt mich mit, als wäre ich ein Drachen aus Papier. Mit diesem Einschub wollte ich eigentlich nur sagen, wenn es sonntagabends keinen Strom gibt, dann holen die Leute ihre Batterien aus dem Auto und schließen sie auf geheimnisvolle Weise an den Fernseher an, man muß nur einen haben, wo das geht, denn bei 220 Volt klappt das nicht, und dann schauen sie sich an, worauf sie Bock haben, für eine Sendung reicht's, und danach ist dann auch bestimmt wieder Strom da.

Aber nicht darüber wollte ich reden, sondern über diesen Lichtschein, der vom Flur durch den Türspalt auf den Fußboden fiel. Ich zwang mich, den Kopf zu heben, obwohl ich nicht so recht wußte, was ich tun muß, um ihn hochzukriegen, so, wie wenn man die Finger ineinander verschränkt und dann nicht so recht weiß, welcher welcher ist und zuerst nicht den bewegen kann, den man will, weil der sich gerade als ein anderer herausstellt. Oder wie ich auch nie wußte, wie man mit den Ohren wackelt. Aber schließlich hat's geklappt, und ich hob den Kopf. Langsam ging die Tür auf, und der Spalt zwischen Tür und Rahmen sah aus, als hätte ihn jemand mit Kalk geweißt und ringsum was verschüttet, denn von da gingen Strahlen aus, daß es in den Augen brannte, und mitten im Gesichtsfeld tauchte ein Fleck auf, wie wenn man zu lange in die Sonne starrt, nur daß er größer wurde und aussah wie jemand in einem Mantel. Aber nur einen Moment, dann verwandelte der Mantel sich in ein Gemälde, und die ganze Gestalt wurde himmelblau oder eher azur und oben gelb. Das heißt um den Kopf herum. Und da wußte ich schon von A bis Z Bescheid. Ich war wie gelähmt, ich war so beeindruckt, daß ich den Rest, der noch in mir war, rauskotzte, und eigentlich war schon das ein Wunder, denn ich fühlte mich sofort besser, und augenblicklich verging mir die Lust zu trinken, keinen Schluck Alkohol hätte ich damals in den Mund genommen, allein der Geruch wäre mir unerträglich gewesen, so empfand ich es, so kam's mir vor, wahrscheinlich war mit diesem Kotzen auch noch was anderes rausgekommen, dieser halbverdaute kleine Bombel, der vorher in mir wohnte und manchmal das Oberkommando übernahm, und da tat ich etwas, was ich sonst nie im Leben getan hätte. Und ich sah dieses Gesicht, das aus dem Bild zu mir herunterkam, glatt wie ein Kinderpopo, wie eine mit allen möglichen Lotions, mit allen möglichen Margaret Astors und Loreals gepflegte Haut. Nur frischer war es und mehr milchfarben. Und auf der Wange hatte sie diese Wunde, die ihr vor langer Zeit so ein Arsch in Tschenstochau beigebracht hat, und von diesem Hieb floß Blut aus dem Bild, und Tränen flossen heraus wie echte, wenn auch jeder Blöde sagen wird – aus einem Gemälde? Wie soll das gehen? Aus etwas, was fast wie Papier ist oder etwas, woraus man Schuhe oder Kleider macht, wo soll da Blut herkommen? Wenn man irgendein gewöhnliches Bild einritzen würde, würde ja gar nichts passieren, selbst wenn man draufscheißen würde, wäre nur Scheiße auf dem Papier, also nichts Besonderes. Aber dieser Teufel mit dem Messer, der hat ja sozusagen das Gesicht der Muttergottes getroffen. Na ja, ich bin da ganz ruhig, ich denke, bestimmt geht's ihm jetzt beschissen genug. Und das Helle da wurde immer deutlicher, obwohl ich ja schon wußte, was los ist und wen ich vor mir habe, denn dieser Gedanke tauchte in meinem Kopf auf, als hätte ihn jemand hineingelegt, als hätte ihn einer da reinmontiert, und gleich war alles klar, alles paletti.

Und ich fühlte mich bescheuert, es war mir furchtbar peinlich, denn es war das totale Chaos in der Wohnung, ich liege verkotzt da, und es läßt sich beim besten Willen nicht leugnen, daß ich stockbesoffen bin, voll wie eine Haubitze, dreckig und unrasiert, aber das war wohl das geringste Problem in der Situation. Und als die Gestalt schon ganz klar dastand, wußte ich: Hätte ich nicht gewußt, wer das ist, hätte ich mich auf der Stelle in sie verliebt, in diese frische Schönheit, in diese nach Grüner-Apfel-Seife duftende Luft. Aber ganz ohne Kirchenschändung. Ohne körperliche Liebe. Barmherziger Gott, kein bißchen, mein Schwanz hat keinen Mucks gemacht. Nichts, absolut nichts. Denn darum ging's überhaupt nicht. Ich hab mir gar nichts vorgestellt, nicht so wie sonst, wenn ich unter dem Federbett liege und es ist kalt, weil nicht geheizt ist, und da kommt im Nachthemd die Nachrichtensprecherin, die vom ersten Programm, und schlüpft unters Bett, greift mir an den Schwanz und sagt, ihr sei kalt, ich soll mir was einfallen lassen. Nichts dergleichen, denn das war alles rein. Hätte ich nicht gewußt, wer ihr Typ ist, hätte ich ihr sofort gesagt, wie sehr ich sie verehre und was ich für sie empfinde, und daß ich entweder mit ihr leben oder ohne sie sterben will. Aber keine Chance, ich hab nicht mal dran gedacht. Das heißt, dran gedacht hab ich schon, aber ich wußte ja sofort, das wird nichts.

Aber zurück zu der Gestalt, als sie schon drin war und das ganze Zimmer, meine Person ausgenommen, mit Kalk geweißt hatte, da schloß sie die Tür. Und um sie herum rauschte so eine Musik, und dann sangen da scheinbar kleine Jungen und Mädchen, aber keine konkreten Wörter, sie jaulten nur, so sinnloses Zeug, aber schön. Und die wunderbar erschienene Gestalt mit dem Heiligenschein, gelb wie die Sonne, kam auf mich zu, und ich fühlte mich wie der letzte Arsch auf dem Planeten, wie der letzte Dreck, wie Abschaum, Kuhscheiße, wenn jemand reintritt und sagt, verdammte Scheiße. Und die Gestalt, diese heilige Luft und gesegnete Apfelseife, spricht zu mir mit hoher Stimme, rein wie ein frisch gekauftes Laken, ich sei überhaupt keine Kuhscheiße und was ich noch so dachte, aber nicht sagte, denn ich rede ja nur jetzt mit mir, normalerweise nie, also damals auch nicht. Und sie wußte genau, was sie mir sagen mußte, was ich nicht sei, und sie sagte, ich sei genau das nicht, was ich befürchtete. Und daß ich keine Frösche im Bauch hätte, und die würden auch nicht zu mir kommen und ihren Laich auf mir ablegen, wenn ich schlafe, denn oft fahre ich aus dem Schlaf auf und liege in so einer Soße, ganz verklebt, und es kommt mir vor, als wären das Froscheier, und ich muß das Licht anmachen, sonst gehe ich vor lauter Angst und Ekel ein, und obwohl sich jedes Mal rausstellt, daß ich nur von der Fernsehsprecherin geträumt hab, muß ich doch jedes Mal nachschauen. Und sie sagte zu mir, meine Gedanken, wenn ich hübsche Mädchen in Röckchen oder kurzen Hosen sehe und ich sie mir dann ohne das alles vorstelle, ohne diese bunten Fetzen, ohne angemalte Augen, wenn ich sie mit mir zusammen sehe, wie ich auf ihnen liege und sie stöhnen oder umgekehrt, oder wie sie mich mit ihrem nicht angemalten Mund ganz festhalten, wenn ich diese Gedanken habe – ja, die heilige Jungfrau sagte zu mir, da wäre überhaupt nicht ich dran schuld, sondern dieser böse kleine Bombel in mir, der ist wie der Teufel. Und obwohl ich stockbesoffen war, kniete ich nieder und weinte, ich heulte wie ein Schloßhund und konnte mich kaum auf den Knien halten, vorsichtig, wie so einer vom Zirkus, der hundert Meter über scharfen, brennenden Lanzen über ein Seil geht, schlug ich mich an die Brust und heulte, voller Rotz und Kotze, daß das alles meine Schuld ist, mea culpa, mea culpa, mea maxima culpa, Gott möge barmherzig und gnädig sein mit mir Sünder. Und sie sagte, so wär das ja gar nicht, ich soll mir nicht an die Brust schlagen, sondern mich ins Bett legen, denn das Wichtigste ist, daß ich schlafen gehe und zu Kräften komme, damit ich morgen so früh wie möglich aufstehen und die Kühe melken kann, ihnen Heu geben und überhaupt alles in Ordnung bringen, einschließlich mich selber. Und ich soll mir nicht an die Brust schlagen, das bringt nichts, und es ist sowieso nicht meine Schuld, sondern die von diesem Drecksack, den ich vorhin ausgekotzt habe und der im Rinnstein weggeschwommen ist oder sich in der Pfütze der Magensäfte auf dem Boden aufgelöst hat. Und dann ist sie zerflossen und hat alles aufgelöst, was vorher weiß gekalkt war, und ich bin eingeschlafen, nicht im Bett, sondern einfach an der Stelle, wo ich lag, als das alles passiert ist.

Und dann bin ich aufgewacht, und es war hell, unmöglich und abnormal hell, denn über Nacht hatte ich mich dran gewöhnt, daß es draußen schwarz ist. Und da kommt Pietrek vorbei und sagt, er hat Geld für Wein, weil ihm ein reicher Tourist was gegeben hat für die Bewachung seines Autos, den Trick hat Pietrek nämlich im Fernsehen abgekuckt, und einmal ist er sogar zum Konsum und hat gesagt, für einen Hunderter wird er den Laden bewachen, und als Kryśka nicht wußte, was er wollte und er ihr alles Schwarz auf Weiß erklärt hat, da hat sie ihm dermaßen in die Fresse gehauen, daß alles geschwollen ist und er ausgesehen hat, als hätte er Zahnweh. Na ja, damals hatte er jedenfalls fünf Zloty, aber ich sagte ihm, er soll abhauen, ich laß mich mit Säufern und Pennern nicht ein, weil ich die Kühe melken und mich um die Wirtschaft kümmern muß, und ich möchte mal wissen, ob er sich so toll fühlen würde, wenn er nicht pissen könnte, verdammt noch mal, weil alles verstopft ist. Und ich sagte, er soll mir helfen – ich hab ihn nicht einfach rausgeschmissen, denn das macht man als Christenmensch nicht. Außerdem ist er mein Kumpel, dann schon gar nicht. Und wir haben die Kühe gemolken, den Mist rausgeworfen, frisches Heu hingelegt, ich hab mich rasiert für den Fall, daß sie mich wieder besucht, hab mir die Hose mit Bügelfalte angezogen und die Jacke von meinem Vater, Gott hab ihn selig. Und dann tranken wir Wein, eine Flasche zusammen, denn Wein darf man ja, ich dachte mir, wenn der Pfarrer Wein trinkt, dann kann das keine Sünde sein, wenn ich ein Schlückchen trinke, und wenn doch, dann eine, für die man ganz leicht büßen kann. Und als ich alles Pietrek erzählte, da sagte er, die gelben Papiere hätte ich nicht umsonst, und für diese Beleidigung mußte ich ihn dann wirklich rausschmeißen. Dann saß ich da und wartete, daß er wiederkommt, aber es kam keiner, und schließlich schlief ich ein und wachte erst wieder auf, als es hell war, denn die Kühe habe ich ja nachts gemolken, und erst am Tisch habe ich mit reinem Gewissen und unschuldig die Augen richtig zugemacht.

Und am Morgen hab ich mir normale Hosen angezogen, ein normales Hemd mit ein paar Löchern, bin zu Pietrek gegangen und hab dann mit ihm zusammen den Typ angerufen, der für den Ankauf von Vieh zuständig ist, der kam ganz schnell, das muß man schon sagen, der wußte, wer ich bin und daß ich gern einen trinke und daß man von daher ganz gut dabei wegkommt, wenn man etwas Wertvolles bei mir kauft. Er sagt also soundsoviel, und ich sage, da erschlage ich die Kühe schon lieber vor seinen Augen und schmeiße das Fleisch in den Fluß, als zu dem Preis zu verkaufen, den er genannt hat, und um keine leeren Worte zu machen, hole ich die Axt und sage, er soll es sich noch mal überlegen, ich zähle bis drei. Die Aktion ist gelungen, der Typ hat geschäumt, aber ich bin nicht runtergegangen mit dem Preis, und das Geschäft war perfekt. Das Pferd hab ich behalten, das muß man ja auch nicht melken, und überhaupt, mit dem hab ich's gut getroffen. Und weil ich kein Konto hab, ich kann ja auch gar keins haben, denn dieser Arsch von Staatsanwalt würde alles für die Alimente beschlagnahmen, deshalb hab ich das ganze Geld bei mir zu Hause versteckt und nach einiger Zeit auf den Kopf gehauen, wie man so sagt, aber nicht alles, denn ich hab mir einen Farbfernseher mit Fernbedienung gekauft, den ich allerdings im Keller verstecken und gut tarnen mußte, und so kann ich im Endeffekt doch nicht fernsehen, weil das Kabel von der Antenne nicht so weit reicht, und wenn ich das Gerät ins Eßzimmer stellen würde, würde ja gleich dieser Gauner, der Gerichtsvollzieher, kommen und es mitnehmen.

Mit den Kühen, das war übrigens Glück, denn der Gerichtsvollzieher ist ein paar Tage danach wegen dem Vieh gekommen, und hier war kein Schwein, das Pferd hatte ich nämlich bei Pietrek untergestellt. Er fragt mich: »Wo?« Ich darauf: »Was wo?« Und er darauf: materieller Besitz in Form lebender Organismen, klassifiziert als Tiere der Gattung Kuh, drei Stück plus ein Jungobjekt, und ein Tier der Gattung Pferd. Ich sag ihm, daß mir alle diese Gattungen verreckt oder abgehauen sind, und ich kann sie nicht auftreiben, aber wenn ich was finde, gebe ich Bescheid. Er hat mir nicht geglaubt und ist stinksauer geworden, weil man sich über die Behörden nicht lustig macht, hat er gesagt. Und daß man sich so nicht benimmt, daß der Bauer sich zivilisiert benehmen muß, weil wir in die EU eintreten, und da fahren die Bauern im Anzug Traktor. Darauf ich, ich hätte keinen Traktor, das geht also beim besten Willen nicht, aber wenn er vorgestern gekommen wäre, hätte ich den Anzug von meinem Vater angehabt, Gott hab ihn selig, und überhaupt, was soll man gegen die Gauner machen, jetzt klauen sie schon das Vieh aus dem Stall. Und er sagt, aus einer Umfrage vor Ort und der Besichtigung des Tatorts geht hervor, daß ich diese Kühe einfach verkauft habe, und da wurde ich richtig sauer – kommt so ein fremder Typ dahergelaufen und sagt, ich würde lügen! Und ich frage ganz höflich, wer denn da genau vor Ort war, und er meint, inkognito, darauf sage ich, was er denn überhaupt für einen Scheiß daherquatscht. Und wir sind uns nicht einig geworden, er hat es furchtbar eilig gehabt, weil er mit dem Bus gekommen ist, offensichtlich ist er ein größerer Gauner als der Briefträger, wenn sie ihm nicht mal einen kleinen Fiat geben, und recht haben sie, solche Verräter brauchen kein Auto. Er mußte also fahren, sonst hätte er, ob er wollte oder nicht, die nächsten fünf Stunden hier bleiben und Däumchen drehen müssen, denn da wäre erst der nächste Bus gegangen, und Zeit ist Geld. Seither hab ich Ruhe. Mit diesen verfluchten Gaunern, mit den Kühen und überhaupt.

Wenn ich manchmal an die helle Erscheinung denke, dann wird mir leicht ums Herz, und ich frage mich nur, ob es wirklich so war. Ich habe zwar schon eine feste Version, denn ich hab das so oft erzählt, daß ich Wort für Wort auf zwei Kassetten aufnehmen könnte, und wenn ich sie gleichzeitig abspielen würde, würde es klingen wie eine. So geübt bin ich schon. Aber das heißt nichts. Denn je mehr Zeit zwischen dem liegt, was war, und dem, was ist, desto öfter denke ich, das war ein klassischer Traum, eine Täuschung, und vielleicht hab ich ein paar Tage vorher einfach einen Film gesehen über sowas ähnliches. Aber ich will daran glauben. Deshalb erzähle ich es immer wieder, eigentlich nur deshalb, nicht um Geld zu kriegen oder ein Bier, sondern damit ich selbst besser daran glauben kann, damit es nicht eines Tages soweit kommt, daß so viel Zeit vergangen ist, daß sie das Ereignis ganz verwischt hat, damit ich nicht eines Tages aufwache und denke, es war einmal, vor langer, langer Zeit, hinter den sieben Bergen, da hatte ich einen schönen Traum.

Jesses, ich rede mit mir selber und erkenne gar nicht wieder, was da aus meinem Maul kommt. Ich quatsche wie ein Verrückter, denn nur die quatschen mit sich selber, und inzwischen ist schon fast Morgen, Tau auf dem Gras und hell. Man hört schon das Brummen der Melkmaschinen, denn viele haben sich jetzt welche gekauft. Die legt man der Kuh ans Euter, und das war's. Aber ich glaube, das tut weh. Das kann ja gar nicht anders sein. Wenn man zum Beispiel allen diesen Bauern die Dinger an die Schwänze legen würde, das wär vielleicht am Anfang ganz nett, aber auf längere Sicht würde ich für nichts garantieren. Denn damit sich das Ding ausschaltet, muß es fünfzehn Liter abpumpen, und soviel Stoff haben nicht mal die besten Katholiken.

Und dieses Brummen ist ständig da, es geht durchs ganze Dorf, prallt an den Bergen ab, kehrt zurück und verbindet sich mit dem richtigen Brummen, verdoppelt den Effekt, verstärkt den Klang wie ein Potentiometer. Und wie ich so hier sitze und das alles erzähle, fühle ich mich besser, ich werd mir sogar gleich eine anzünden, mir ist nämlich eingefallen, daß ich an dieser Haltestelle mal eine Zigarette für eine schwarze Stunde versteckt hab, das heißt, für jetzt. Alle möglichen Leute sind hier gesessen, und keiner ist auf die Idee gekommen, daß irgendwo zwischen den Balken eine Kippe steckt, keiner hat sie gefunden, auch die Oberschlauen, auch die ganz Gewieften nicht. Ich hab sie alle überlistet, und wenn ich jetzt rauche, dann denke ich genau das: wie cool ich bin. Ich wachse mit jedem Zug und bin stolz wie ein Spanier. Ich, Bombel, bin groß und wichtig. Der beste, klügste, schlaueste Bombel. Ja, das bin ich. Ich kann gern ein Autogramm geben, aber bitte nicht drängeln. Ihr kommt alle dran. Ich bin nämlich sehr geduldig.

Slowakei, Zigeuner, Schönheit und Umgebung

Jeden Moment kommt Pietrek, und ich muß jetzt schneller reden, um mich noch eine Weile genießen zu können. Denn ich würde gern noch ein bißchen erzählen, meine Stimme klingt angenehm, sie prallt an der Wand der Haltestelle ab, fliegt nicht weiter, sondern dröhnt gegen das Holz, ist trocken und gedämpft, ernster, als wenn ich normal spreche. Sie ist jetzt tief, mit doppeltem Boden, wie ein Pfarrer, der die Liturgie abhält – abgewandt, majestätisch, riesig und teilweise unverständlich. Denn manchmal rutscht mir das, was ich sage, einfach raus. Ich schwätze irgendwas daher und bin selbst erstaunt. Aber das hab ich schon erwähnt. Die Stimme kreuzt sich und verteilt sich wie Licht. Das habe ich schon lange bemerkt. In den Ritzen zwischen den Wänden, wenn die Sonne scheint, oder wenn im Schuppen so ein einzelner Strahl durch ein Astloch fällt und den ganzen Staub aufdeckt, der in der Luft hängt, all die Holzteilchen, denn das ist Holzstaub, und der ist feiner als alles andere, so fein wie Luft. Und durch dieses Astloch, durch diese Ritzen habe ich gemerkt, daß das Licht sich in geraden Linien verteilt. Genauso wie jetzt meine Stimme. Nur wenn ich betrunken bin, dann verbiegt sich alles, abbrechen tut es nicht, na ja, vielleicht manchmal, aber meistens verbiegt es sich, wie Gummi oder Linoleum.

Was ist los? Pietrek sollte schon hier sein, ich glaube, ich fange an zu schwitzen, und mir wird ganz schwach, wenn ich daran denke, daß er vielleicht gar nicht auftaucht, denn wenn ich recht überlege: Wie komme ich eigentlich darauf, daß er so früh hier sein sollte? Das hab ich mir wohl eingeredet, damit ich weiter hier sitzen, frieren und hoffen kann. Denn warum sollte er eigentlich kommen? Ich bring schon alles durcheinander.

Am besten wär's, wenn er vor acht kommen würde, noch vor dem Bus. Und wenn wir Glück haben, dann denkt einer meiner Schutzengel vielleicht gerade: Der arme Bombel, der hat ein schreckliches Leben, die Mutter hat ihn nicht geliebt, der Vater hat ihn geschlagen, seine Frau hat sich als Hure entpuppt, das ganze Leben hat er nur Pech gehabt, ich werde ihm was Gutes tun, denn ehrlich gesagt, war mir dieser Bombel immer gleichgültig, ich werde ihm dieses eine Mal einen guten Busfahrer organisieren, der aus christlichen Gründen ein Auge zudrückt, was die Fahrkarte betrifft. Und dann wäre alles ganz klar. Wir steigen in den Bus ein, ich und Pietrek, bescheiden, aber stolz, guten Tag, Tag, ein schöner Tag heute, na ja, ganz schön, aber ein bißchen viel Wolken, dann setzen wir uns, und vor uns sind zwei hübsche, adrette Frauen, denen ich sage, daß das Aroma ihres Deos sehr harmonisch zu dem Shampoo paßt, worauf sie sich bedanken und fragen, ob sie sich auf meinen Schoß setzen dürfen, weil ich so höflich bin. Und der Fahrer legt in aller Ruhe Musik auf, alle ringsum lächeln, es ist wunderschön, und keinen stört es, daß wir keine Fahrkarten haben. So könnte es sein. Aber wenn der Blödmann merkt, daß etwas von ihm abhängt, dann sieht's übel aus, dann denkt er daran, daß zu Hause seine dicke Frau mit den riesigen Arschbacken auf ihn wartet, jeder dieser Uschis ist wie ein eigener Arsch, und bei ihr fällt von Anfang an alles weg, was irgendwie sexuell gefärbt ist, und zwar wegen dem Fett, das schützt besser als eiserne Unterhosen zum Abschließen. Das wäre ja noch in Ordnung, wenn man nicht auf Schritt und Tritt Frauen sehen würde, die aussehen, als wären sie direkt vom Himmel geschickt. Denn die sind inzwischen überall: auf Bildern, in Zeitungen, im Fernsehen, auf Kalendern. Und so einem im Endeffekt armen Busfahrer kommt es vor, als hätte ausgerechnet er die dickste Kuh unter der Sonne abgekriegt, und er ist der Letzte, der mit den Wölfen tanzt, und wenn er sich an all das erinnert, der große PKS-Fahrer, verdammt nochmal, der Gebieter, der Herr über Leben und Tod, diese Vorsehung mit Schnurrbart, dann fragt er: »Na, wo haben wir denn die Fahrkarte? Monatskarte? Oder soll ich eine verkaufen?« Dabei sieht der Gockel doch, daß er's nicht mit Millionären zu tun hat. Aber wenn alles nach meiner Vorstellung laufen würde, könnten wir an die Grenze fahren und billigen Alkohol kaufen, Wodka, denn Pietrek wird ein bißchen Geld mitbringen, und wenn keinen Wodka, dann eben Wein, das ist billiger, besser und mehr.

Und schon können wir die Staatsgrenze überschreiten, alles ist erledigt, das Gesetz erlaubt es, Pässe haben wir, alles ist da. Ein Jahr ist jetzt seit der Stunde Null vergangen, verdammt, da war was los, beim bloßen Gedanken ist mir gleichzeitig zum Lachen und zum Weinen, und ich hab ein bißchen Angst vor dem einen wie dem anderen. Und es juckt mich, gleich davon zu erzählen, alles zu hören, vom Anfang über die Mitte bis zum Schluß. Aber das ist lang her, ein Jahr ist lang, ein halbes noch nicht, aber zwölf Monate schon, so viele Jahreszeiten dazwischen, so viel Zeit, daß ich mich selbst wundere, daß der Mensch sich so lange zurückerinnern kann. Aber wenn sich die Tage nicht unterscheiden, wenn sich nur die Außenausstattung verändert, die Temperatur und die anderen Amplituden, dann ist es schwer, sich an etwas zu erinnern, weil alles ineinanderfließt. Wenn man einen Tag trinkt, dann den zweiten, dritten und alle folgenden, dann erinnert man sich nach einiger Zeit an die ganze Garnitur, als wär's ein einziger Tag.

Aber an diesen Ausflug mit Pietrek werde ich mich ewig erinnern, Garnitur hin, Garnitur her. Bis heute, wenn ich einen Dunkelhäutigen sehe, einen mit braunerer Haut, dann läuft's mir über den Rücken, und ich schaue mich um, ob da nicht noch mehr sind, ob nicht hinter irgendeinem Busch eine Geheimwaffe von Hitler versteckt ist, eine Artillerie-Unterstützung, eine Handvoll abgerissener Zigeuner mit Messern, Stöcken und weiß der Teufel welchen selbstgebastelten Hieb- und Stichwaffen für den Hausgebrauch. Bei den Dunkelhäutigen weiß man ja nie. Meine Mutter hat gut daran getan, daß sie mir in der Wiege Angst vor den Zigeunern gemacht hat, denn die Vorsicht ist mir bis heute geblieben, so ein Sinn für die Beobachtung der Dunkelhäutigen, und wenn einer in den Augenwinkeln auftaucht, geht bei mir sofort das rote Lämpchen für den Generalalarm an, die Glocken läuten, und ich passe auf. Manchmal kommen sie ins Dorf, um einen Teppich zu verkaufen, den sie, da wette ich meine Hand oder eine Flasche Wein, verdammt, vorher in einem anderen Dorf geklaut haben, weit weg, damit sich's nicht herumspricht. Aber es spricht sich doch herum, weil das Dunkelhäutige sind, Zigeuner, irgendwoher haben sie ja ihren Namen, oder? Aber geile Weiber haben sie, so eine Zigeunerin mit rabenschwarzen Haaren würde ich schon vorschriftsmäßig benutzen, wie es sich gehört, in der Küche würde die mir nichts machen, ich könnte sogar selber kochen, waschen und putzen. Ich würde sie ans Bett binden, aber nicht an den Händen, denn die würde sie brauchen. Na, aber um darauf zurückzukommen, wovon ich geredet habe, sie kommen also mit dem Teppich zu uns, in unser Dorf, sie suchen scheinbar einen Käufer, dieses und jenes, hübsch, billig, alles in Ordnung, gute Frau, ein Schnäppchen, man überlegt, bei der Gelegenheit legen sie gratis noch einen Ring aus rostfreiem Gold drauf, man überlegt wieder, dann sagt man nein, danke, nein, na eben nein, das muß man den Zigeunern wohl nicht erklären, und scheinbar gehen sie schon, tun, als würden sie sich zurückziehen, ja, gute Frau, überlegen Sie sich's noch mal, die Gelegenheit kommt nicht wieder ..., verdammt, natürlich kommt sie nicht wieder, ein zweites Mal lassen die Leute sich den Teppich nicht klauen, und die Zigeuner gehen; das Haus war voll, Kinder, Mann, Schwägerin, Schwager, Enkel, die Nachbarin zum Kaffee, und plötzlich stellt sich heraus, daß die goldenen Kettchen weg sind, die die Kinder zur heiligen Erstkommunion bekommen haben, beziehungsweise zur ersten Beichte, die ebenso heilig oder vielleicht noch heiliger ist, denn ohne sie gäbe es die Kommunion ja gar nicht, und diese Kettchen waren in der Kredenz. Manchmal fehlt auch der Fernseher, wenn gerade niemand geschaut hat, haben sie ihn weggetragen, es fehlt die Lederjacke des Mannes und anderer wertvoller Kleinkram.

Vor dem Krieg waren sie auch hier, einige für immer, genau weiß ich es nicht, weil ich mich nicht erinnern kann, ich war zu jung, ich hab ja gesagt, wie alt ich bin, und damit ist klar, daß ich das selbst nicht erlebt habe und nicht wissen kann, wie es vor dem großen Krieg ausgesehen hat. Jemand hat mir von ihnen erzählt; vielleicht hat der Kapitän, wenn er sich betrunken hat, über ihr Schicksal geweint, denn das sind zwar Dunkelhäutige, vielleicht hasse ich sie sogar und würde einem, wenn er ohne zu fragen den Hof betritt, gleich eine reintreten, aber man soll's nicht übertreiben, und was mit ihnen passiert ist, das ist echt zum Heulen. Manchmal, wenn ich mich betrinke, wächst in mir wie ein Hefeteig die Trauer um sie und treibt mir ohne Vorwarnung das Wasser in die Augen, und dann ist es am besten, ich lehne mich an die Schulter eines Freundes und weine mich aus, wenn ich all die Dunkelhäutigen, all die Menschen vor Augen habe, die einmal lebten und jetzt nicht mehr da sind. Sie wohnten in Häusern, ganz normal, damals zogen sie noch nicht mit Teppichen durch die Gegend, das heißt, da zogen andere Zigeuner durch die Gegend, aber die, die bei uns wohnten, waren, was Diebstahl angeht, eher unauffällig, was natürlich nicht heißt, daß sie gar nichts gestohlen haben. Und selbst wenn sie sich nicht getrauten zu stehlen, weil die Leute gut aufpaßten, daß nichts wegkommt, und ein Auge auf die Dunkelhäutigen hatten, weil sie sie durchschauten, weil sie hundert-, tausendfach Erfahrungen mit ihnen hatten, dann wollten die wenigstens jemanden verarschen, sicher hat es sie gejuckt, wenigstens jemanden ein bißchen reinzulegen, mit Gold oder mit Wahrsagen, womit auch immer, ich weiß nicht, denn ich kenne mich in ihren Kunststückchen nicht aus. Ja, und als sie im Grunde genommen ganz ruhig hier lebten, als diese Frauen mit Haaren, schwarz wie bei schwarzen Katzen, mit idealen Schenkeln und idealen Taillen, mit Kartoffel- oder leichten Stupsnasen, als diese Frauen sich manchmal mit weißen Männern zusammentaten, mit normalen, die in die Kirche gingen und zur Kommunion, wie es üblich war. Als sie so lebten, als die Zigeunerinnen sich jede Nacht diesen Männern hingaben, da war alles bestens, denn die Kinder waren sogar nicht ganz so schwarz, nur dunkel eben. Aber dann kam der Krieg, und die Zigeuner, die schon Häuser eingerichtet hatten, mußten sterben, denn die zu dunkle Haut hat offensichtlich jemandem nicht gepaßt, sicher ging's dabei gar nicht um die Teppiche oder um goldene Kettchen, sondern eben um die Farbe, um die Kennzeichnung, diese Salbung mit Ruß, gleich mit der Muttermilch.

Dann war Ruhe mit diesen Zigeunern; ich erinnere mich an die Zeit, als meine Mutter mir von ihnen erzählte, wenn sie mich erschrecken wollte, sie sagte dann, ein Zigeuner kommt und tut dir was Böses oder stiehlt dich. Obwohl sie damals selten auftauchten; und diese Frauen gab es nicht, es gab sie nirgends, ich wußte nicht einmal von ihnen. Ich habe sie erst später gesehen, als ich schon über die Grenze konnte, um Wein zu besorgen, weil er da billiger und besser ist.

Und als dann einer ihrer Könige auf die Idee mit den Teppichen und den Goldkettchen kam, da habe ich sie zum ersten Mal gesehen, und sicher habe ich meine Mutter gefragt, wer das ist, und warum die so dunkel sind, und sie antwortete, die sind dunkel, weil das Zigeuner sind, und man muß vorsichtig sein mit ihnen, was sich später bestätigt hat.

Denn einmal überkam Pietrek die Lust auf Besuch und diplomatische Beziehungen zum Ausland, er hatte vom Amt einen nagelneuen Paß, der war so sauber, daß es aussah wie im Traum, als Pietrek ihn in der Hand hielt, so, als wäre entweder Pietrek nicht echt oder dieser Paß, der so hell glänzte wie eine Oblate, die sich schon in den Leib Christi verwandelt hat. Ich hatte einen etwas älteren, aber auch in gutem Zustand, wenn auch nicht so hell wie der von Pietrek, denn der roch wie neues Geld oder ein neues Hemd oder wie überhaupt etwas Neues und Wichtiges. Und wir nahmen unsere Dokumente, die ohne jeden Zweifel bestätigten, daß ich ich bin und Pietrek eben Pietrek, aus der und der Familie, daß er nicht irgendwo wohnt, sondern genau da, wo es geschrieben steht, und wenn da was anderes stehen würde und Pietrek nicht da wohnen würde, dann würde das heißen, daß er am falschen Ort wohnt und auf jeden Fall umziehen muß, damit das mit dem Eintrag übereinstimmt, denn sonst ist es, als gäbe es ihn gar nicht, die Behörden irren sich nicht in solchen Dingen, die Dokumente auch nicht, dafür sind sie zu sauber und zu neu. Aber alles war in bester Ordnung, es kam da einiges zusammen damals, unter anderem der Fahrer, wie vom Himmel geschickt, der uns umsonst fahren ließ, und so mußten wir uns nicht zu Fuß abquälen, denn Pietrek wollte ja sowieso den Paß benutzen, er wollte den Zöllnern zeigen, daß er auch einen hat, nagelneu und unbenutzt, daß er vielleicht ein Säufer und Spitzbube ist, aber ein Dokument hat er, und vor dem Gesetz sind alle gleich. Ja, und wir sind ohne Problem angekommen, ohne Kraft zu vergeuden, die uns vielleicht später nützlich sein konnte, wir wollten einen Kumpel von Pietrek von Gott weiß woher besuchen, ich wußte gar nicht, daß er einen Kumpel hat, noch dazu im Ausland, und es stellte sich heraus, daß wir nicht nur Wein oder Wodka kaufen konnten gleich am Schlagbaum, an dieser Linie, die die Völker und Menschen trennt und überhaupt, an dieser Linie, die sehr wichtig sein muß, da alle paar Jahre Menschen dort umkommen, sich umbringen, in den sicheren Tod gehen, und selbst jetzt fahren da öfter junge

Burschen mit Gewehren auf Motorrädern entlang und halten Ausschau, ob nicht einer ohne so ein Dokument rüber will, wie wir es haben, und noch dazu mit mehr als einem Liter Wodka, zwei Litern Wein und zehn Flaschen Bier. Und wenn einer es probiert, dann wird nicht gleich geschossen, in den Kopf und ohne Diskussion, sondern der Grenzer kommt angefahren, sagt »Guten Tag«, ganz kultiviert, dieses und jenes, was haben wir denn da, darf man vielleicht die Papiere sehen, und das ist der reinste Psychoterror, denn wenn so ein Soldat einen Typ mit einer Tasche voll Spiritus sieht, da muß er nicht fragen, da heißt es einfach, Pfoten auf den Rücken und Handschellen, ganz normal, wie die Polizisten aus Miami, ein paar Mal mit dem Kolben auf die Fresse, und dann in die Papiere schreiben: Fluchtversuch und Beleidigung des Herrn Kommandanten und seiner Mutter sowie seiner Frau, die der Gefaßte als Nutte und Hure bezeichnet hat – in dieser Reihenfolge.

Tja, aber ich sollte nicht über alle möglichen Leute reden, sondern zum eigentlichen Thema, das ich selbst bestimmt habe, weil ich ein freier Mensch in einem freien Land bin. Wir haben also ein Fläschchen Spiritus gekauft, und ich war total erstaunt, daß Pietrek so viel Geld hatte, aber er sagte, wenn er einen Paß hat, muß er auch Geld haben, sonst kann das Orchester nicht spielen. Na, und noch je ein Weinchen für die Reise, denn wir mußten in den Wald abbiegen, aber vorher gingen wir eine Weile die Straße lang, besser gesagt, am Rand, weil nämlich in der Mitte der Wind stärker weht. Als wir in den Wald hineinkamen, wurde es scheinbar ruhiger, da blieb nur noch das Rauschen übrig, ein Geräusch, dröhnend und innen drin so leer und tief, daß man Angst hat, hinzuhören, weil man hineinfallen und ertrinken könnte. Aber ich fiel nicht hinein, denn zu dem Zeitpunkt hatte ich noch nichts getrunken, ich ging und sah mir die Ruhe an, nichts veränderte sich, ein Blatt lag reglos auf dem anderen, nur war es, als würde jemand eine neue Stereoanlage testen in bezug auf ihre Tauglichkeit für die Verführung von Frauen beziehungsweise für die Schaffung einer Atmosphäre, in der man dem anderen Geschlecht die Kleider ausziehen könnte. Pietrek ging voraus, ich folgte ihm, als hätten wir nicht wie normale Menschen zu mir nach Hause gehen können und etwas aus diesem Spiritus machen, vielleicht sogar warten, bis es richtig durchgezogen ist, oder auch nicht, ich übertreibe ein bißchen, wenn ich mit mir selbst rede, wenn es nicht durchzieht, ist es auch gut, jedenfalls, anständig einen trinken und dann unterm warmen Federbett von allen jungen Ansagerinnen träumen, der Reihe nach. Aber ich sagte nichts, weil die Flasche ja von ihm war. Wenn ich sie gekauft hätte, wäre das gar keine Frage gewesen.

So ging ich gut zwanzig Minuten hinter ihm, mit gleichmäßigen Schritten, ganz ruhig schlappten wir da entlang. Schließlich kamen wir in ein Dorf, Pietrek konnte das Haus, das er meinte, nicht gleich finden, und als es ihm dann gelang, wußte ich sofort, daß da was nicht stimmt, denn es war kein richtiges Haus, zum Beispiel aus Backstein und mit schrägem Dach oder aus Holz mit eingebauter Scheune. Es sah total anders aus, ganz und gar mit irgendwelchen rot-blau-braunen Fetzen behängt, überall Schnüre gespannt, wobei gar nicht klar war, wo die festgemacht waren, als würden sie in der Luft hängen, mir kam es vor, als sei das Haus, ein enger Käfig im Prinzip, eben aus diesen Fetzen gebaut, die, wie sich rausstellte, Kleider waren, als wär das eine Ausstellung aller Läden mit gebrauchter Kleidung in der Gegend, so ein Selbstbedienungs-Megamarkt mit allem, was man anziehen kann, in jeder Größe, Farbe und Fasson, wo immer donnerstags alle Weiber aus dem Dorf und der Umgebung zusammenkommen, denn das war ein ständiger Laden, kein fahrender wie sonst, sie beugten sich zu diesen Fetzen runter, die da hingen oder vor dem Haus lagen, tauchten die Hände ein und wühlten herum, prüften durch Anfassen alle möglichen Parameter, Größe, ob es dem Mann paßt, ob die Farbe gefällt, wenn sie so in den Sachen wühlen, sehen sie aus, als wären sie völlig blind, als hätten sie gar keine Augen, als würde nur das Anfassen zählen, sie schauen gar nicht hin, sondern drücken nur, streichen drüber, knautschen. Bei uns kommen sie zum Laden, aber es ist immer so, daß sie zu irgendeinem Laden oder einem Depot kommen. Sogar wenn es eine Bekanntmachung gibt wie die, die hinter meinem Rücken festgemacht ist, und während ich so mit mir selbst rede, hängt sie da ganz ruhig, festgenagelt, gekreuzigt an diesen Holzbalken, nach allen Seiten ausgefaltet, neben der, wo draufsteht, daß heute Nachmittag Hähnchen verkauft werden, kleine Küken, aber bei dem Preis, der da angegeben ist, da sollen sie lieber Fleischbrühe machen aus der ganzen Ladung, bei dem Preis kauft die kein Mensch, sollen sie doch Fleischbrühe fürs ganze Dorf kochen, so wie sie im Radio gesagt haben, daß sie tausend Liter Żurek-Suppe gekocht und soundsoviel Säcke Salz, soundsoviel Säcke Pfeffer und so weiter verbraucht haben, das muß ja furchtbar salzig gewesen sein, wer will denn so was essen? Aber was die Bekanntmachung betrifft, daß sie kommen und gebrauchte amerikanische Kleider verkaufen, die ist fotokopiert von einem Muster, und an der Stelle, wo Ort und Datum eingetragen werden sollen, sind drei Punkte, und dann gibt's keinen leeren Platz mehr, sondern »Unzutreffendes streichen«, und zur Auswahl haben wir: Depot der Freiwilligen Feuerwehr, Schule, Kirche, Pfarrhaus.

Richtig, ich rede ja jetzt vom Ausland, von dem Ausflug, den ich mit Pietrek gemacht habe, und vom Haus dieses Kumpels von Pietrek, der, wie sich herausstellte, kein besonders guter Freund war. Als ich dieses Haus sah, wurde ich, wie schon gesagt, ganz unruhig, denn die grellen Farben, die überall herumliegenden Fetzen, die ewig trocknende Wäsche auf der Leine erinnerten mich an irgendwas. An etwas aus der Zeit, als ich noch im Unterhöschen rumsprang und mein Gedächtnis noch nicht so richtig funktionierte. Aber an etwas erinnerte mich das alles, und wie sich herausstellte, verdammt, hab ich mich richtig erinnert, ich bin nicht auf den Kopf gefallen, sondern ich war früher echt mal Mitglied der freiwilligen Bürgermiliz, das ist sozusagen wie ein Intelligenztraining, als wäre ich Wissenschaftler und Professor in einem. Denn meine Ahnung hat mich nicht getäuscht, und wenn ich daran denke, bin ich verdammt zufrieden mit mir, daß ich so klug bin und überhaupt, nicht immer, aber damals war ich es, und jetzt bin ich es auch ein bißchen, denn es kann ja nicht sein, daß man es zuerst ist und dann nicht mehr, bum, irgendwas passiert, und es ist aus. Das ist ja keine Schwangerschaft, die wieder vergeht. Das ist man oder nicht, und ich bin das offensichtlich irgendwie. Jedenfalls, aus diesem Haus kam keiner raus, ich bin mit Pietrek hingegangen, er hat geklopft, und ich weiß noch genau, daß beinah die Tür weggeflogen wäre, so eine aus Blech, wie die Garagen in der Stadt manchmal, die war nirgends festgemacht, ich sah kein Scharnier, nichts, Hexerei oder weiß der Geier was. Aber jemand machte uns auf, und ich prallte gleich einen Schritt zurück. Und da spürte ich so einen Stich in mir, mehr in der Seele als im Herz, und ich dachte an meine Mutter selig, anders gesagt, ich hatte den Eindruck, sie steht über mir, beugt sich runter, zeigt mit dem Finger auf mich und sagt mir direkt ins Ohr, laut und deutlich, denk dran, Bombel, hüte dich vor den Zigeunern, die sind nämlich so dunkel, weil der liebe Gott sie auf die Bitte der guten Maria dunkel angemalt hat, damit die guten Menschen sie unterscheiden können, damit sie wissen, da muß man aufpassen, denn das ist ein gefährliches Volk, man dreht sich um, und schon ist was Schlimmes passiert. Das fiel mir ein, und ich hatte Angst reinzugehen, denn der Kerl, der die Tür aufmachte, sah aus wie ein richtiger Zigeuner, ein einheimischer zwar, anders als die, die aus Rumänien kommen und so reden, daß man ums Verrecken die Wörter nicht unterscheiden kann, da steht ein Mensch vor dir, und du fühlst dich, als würde da ein Tier stehen, weil du dich nicht verständigen kannst, du denkst sogar, so wie der redet, das heißt, stammelt, kann der ja unmöglich denken, ein richtiger Mensch ist das nicht.

Der Typ, der aufmachte, hatte sogar ein gutmütiges Gesicht, ich hab ihn mir genau angeschaut, bis es ihm irgendwie verdächtig vorkam, denn er hat mich auch ganz seltsam angesehen. Und dann war ich mir sicher, er hat nämlich eine Sekunde vergessen, seinen Blick zu beherrschen, und da kam dieser berühmte Zigeunerblick durch, da hat man das Gefühl, ein Teufel schaut einen an, kein Mensch. Denn ich weiß schon lange, die Zigeuner sind Meister im So-tun-als-ob, ich habe aufgepaßt und wäre da nicht reingegangen, in diese Hölle auf Erden, aber reingeschaut hab ich trotzdem, aus zwei Gründen: So langsam bekam ich den Flattermann, und es wurde so, wie es immer ist, wenn ich nicht trinke, und zweitens lag da drinnen, mitten in diesem Quadrat, in diesem Zimmerchen, das das ganze Haus ausmachte, ganz in der Ecke, auf dem Bett, da lag halb, beziehungsweise saß eine Frau mit langen schwarzen Haaren und hatte einen Rock mit Rüschen an, aber das war so, daß sie, das heißt, dieser Rock, daß man das Bein sah an der Stelle, wo man es schon als Schenkel bezeichnet oder besser gesagt, wo man gar nicht weiß, ob das nicht schon der Hintern ist und nicht mehr der Schenkel. Und ein Hemdchen von einer Farbe, als hätte man alle Blumen, die es gibt, gesammelt und vermischt und bis zum Herbst gewartet und Blätter drauf geschüttet. Und man sah die Brust durch, die genau reinpaßte in das Hemdchen, das aus dünnem Stoff war, das hab ich genau gesehen, daß der dünn war, das erkannte man an der Form der Brust, die hätte ohne das Hemdchen genauso ausgesehen, die gleiche Form, nur die Farbe anders. Und sofort stellte ich mir vor, wie sie zuerst den Rock auszieht und nur noch das Höschen und das Hemd an hat, damit ihr nicht zu kalt wird, und wir fahren mit dem Bus zu mir nach Hause, legen uns bei mir unter das Federbett, oder wir fahren nirgends hin, sondern warten nur, bis Pietrek und der Zigeuner eingeschlafen sind, und sie kuschelt sich an mich mit diesen Schenkeln, die warm sind, und auf dem Höschen entsteht ein kleiner Fleck, weil sie schon ganz feucht ist, als müßte sie pissen und könnte es nicht ganz halten, und ich spüre das alles, ihre Feuchtigkeit und überhaupt, und dann läuft alles so, wie ich will und sie auch, so sehr, daß wir kaum noch Luft kriegen, und wir legen uns gegenseitig aufeinander. Na ja, und hauptsächlich deshalb ging ich mit ihnen rein und trank mit diesem Zigeuner, der fast Polnisch sprach, und wenn ich am Anfang auch manchmal irgendein seltsames Wort nicht verstand – später, als wir schon ein bißchen betrunken waren, war alles ganz einfach und klar, so daß ich gar nichts mehr fragen mußte, überhaupt brauchten wir keine Worte, er nickte nur, und ich wußte sofort, worum es geht.

Und seine Frau saß daneben, wachsam und bereit, und ich tat vor dem Alten so, als würde ich außer ihm und Pietrek in diesem Raum niemand sehen, erst später erlaubte ich mir aus Respekt eine Bemerkung, aber das tat ich so schlau, daß er nichts kapierte. Und dann begann sie auch mit uns zu trinken, bis zu dem Moment, wo dieser Zigeuner, der wer weiß wie alt war, die sehen ja immer gleich aus, erst wenn sie ganz alt sind, sieht man es ihnen an, aber so kann man es ums Verrecken nicht feststellen, allein am Gesicht und an den Falten ist die Wahrheit nicht zu erkennen, weil diese Gauner ja selbst hier noch betrügen, die lügen wie gedruckt mit ihrem Aussehen, obwohl sie eigentlich nach gar keinem Alter aussehen – der Zigeuner hat sie dann also vom Tisch weggejagt, und sie mußte wieder aufs Bett, aber sie zeigte nicht, wie beleidigt sie war, wie sauer auf ihn, sie ging gehorsam, besser gesagt, sie wackelte mit ihrem schönen Arsch, mit diesem Wunder auf Erden, diesem lebendigen Beweis, daß der liebe Gott existiert und wir seine Kinder sind, bestimmt, um sich uns zu präsentieren und ihn, diesen Zigeuner, ein bißchen zu nerven, aber nicht zu sehr, sie dosierte ihre Bewegungen genau richtig, so daß er zwar genervt war, aber nicht so, daß er zugeschlagen hätte. Denn er war bestimmt ihr Typ, sonst hätte sie sicher nicht dort gesessen, seine Tochter war sie nicht, denn manchmal, als sie noch bei uns saß und trank, was wir mitgebracht hatten, mit unbewegter Miene, da faßte der Zigeuner ihr an die Brüste, und wenn er sie so hielt, wurden aus den Brüsten Titten, sie verloren ihre Form und wurden ganz schlaff. Und er gab ihr von Zeit zu Zeit einen Klaps auf den Hintern, der offensichtlich hart war, denn es klang so, wenn er mit der Handfläche auf die Arschbacken haute. Und ich mußte still da sitzen, schließlich war sie seine Frau, und sie hätte mir weiß Gott wie gefallen können, ich hätte sowieso nichts machen können, keinerlei Aktion zur Verteidigung der Ehre erniedrigter Frauen, von wegen verpiß dich, du blöder Arsch oder so.

Das heißt, so dachte ich am Anfang, denn später lief alles anders, weil ich dann betrunken war, deshalb. Als dieser andere Bombel in mir sich meldete, dieser kleinere und schlauere, kurzum dieses kleine, gerissene Arschloch. Denn ich muß betonen, daß Pietrek und der Zigeuner jetzt schon die besten Kumpel waren, sie liebten sich wie echte Freunde, als würde es Pietrek gar nicht stören, daß dieser Zigeuner dunkelhäutig war, schwarz wie einer, der Holzkohle gebrannt hat. Man hätte denken können, Pietrek glaubt nicht mehr an Gott und hat die gute alte Tradition vergessen, daß ein Dunkelhäutiger eben ein Dunkelhäutiger ist und alles andere nicht zählt. Na ja, jedenfalls kam es mir vor, als würden die gar nichts mehr spüren und nichts mehr registrieren, zumindest der Zigeuner, denn Pietrek, der gilt nicht. Und ich, na ja, direkt auf die Couch, ich setze mich neben diese Schönheit, diesen geschliffenen Bernstein, dieses amerikanische Model, ich setze mich also, aber ganz brav, nicht etwa eine Hand an die Titten, die andere ans Höschen, sondern subtil, langsam und mit Gefühl, damit es romantisch wirkt. Und sie lächelt, obwohl sie eigentlich weiß, was los ist oder glaubt, es zu wissen, denn nur um das, was sie dachte, ging's mir nämlich nicht, sondern schon um ein bißchen mehr. Jetzt rede ich wieder so, daß ich selbst nichts verstehe, und ich verliere mich, denn diese Sätze sind so, daß man in ihnen ertrinken kann, ganz einfach, wie man in einem Fluß ertrinkt oder so. Na ja, jedenfalls lächelt sie, ich also, na ja. Viel geredet habe ich nicht, wir waren ja, wie man sagt, schon angeheitert und verstanden uns ohne Worte. Körpersprache. Und so schwiegen wir zusammen, ich vergaß völlig, wo ich war, daß ich mitten in einem Diebesnest von Zigeunern saß, daß Pietrek und der Zigeuner da waren, der funktionierte zwar nicht mehr normal, aber immerhin, mit den Dunkelhäutigen ist nicht zu spaßen, auch nicht, wenn sie stockbesoffen daliegen. Jedenfalls schliefen sie noch nicht, sie saßen auf dem Boden, an die Wand gelehnt. Und in diesem Haus, na ja, man kann nicht sagen, daß es stank, aber der Geruch war auch nicht frisch, irgendwie muffig, abgestanden, abgeschottet von der Welt, wie eingesperrt. Und dann dieses Halbdunkel, ich konnte mir überhaupt nicht vorstellen, daß da Licht hereinfällt und sich in dieser unordentlichen Bude verteilt. Ein totaler Saustall war es nicht, da lagen halt ein paar Flaschen herum, irgendwas war da überall verschüttet, es klebte, aber insgesamt war es erträglich. Schließlich hatte er ein Weib im Haus. Er konnte sie ja nicht ständig körperlich benutzen. In freien Momenten räumte sie sicher auf. Was hätte sie auch sonst tun sollen. Mit mir hätte sie es besser gehabt. Ich wollte ihr das sagen, ihr meine Gedanken und Träume mitteilen. Wir wären in den Wald gegangen, in die Pilze, Steinpilze, Reizker und so. Dann hätten wir sie zusammen verkauft, an der Straße, und für das Geld hätte man in die Stadt fahren können, auf eine Pizza oder Hotdogs mit Pepsi aus dem Becher oder irgendwas anderes. Ich hätte ihr das richtige Leben gezeigt, nicht wie hier, in diesem Käfig, wo bestimmt nicht mal die Sonne hinkommt, nicht mal einen Fernseher gibt es hier, alles ist verdächtig schwarz und wie aus Knet gemacht, der von dieser Hitze jeden Moment zu schmelzen anfängt. Sie hätte sich Filme ansehen können, von Liebe und Verrat, ein Paradies hätte sie gehabt, denn ich habe ja keinen Betrieb, außerdem, selbst wenn – daß sie schwere Arbeit auf dem Feld macht, hätte ich nicht zugelassen. Ich hätte alles für sie getan, sie hätte nur waschen, kochen und aufräumen müssen. Aber auch das hätte ich für sie machen können, wenn sie nur bei mir gewohnt hätte. Und ich wollte ihr das alles erklären, schwarz auf weiß, ich verstehe hervorragend Slowakisch, aber mit dem Reden hab ich ein bißchen Schwierigkeiten, und das, was ich ihr sagen wollte, war ziemlich kompliziert, und mit Hilfe der Wörter, die ich kannte, ging es ums Verrecken nicht. Ich murmelte nur was von Pilzen, Filmen und Kochen, aber dann ließ ich es, denn sie reagierte nicht, sie lächelte immer nur. Ich war also ein bißchen gestreßt und ein bißchen sauer vor lauter Ohnmacht, aber sie nahm meine Hand und legte sie dorthin, wo der Hals aufhört und der Rest anfängt, das heißt die Brust und der Bauch, aber nicht auf die Brust, sondern eigentlich auf den Hals. Und ich spürte gleich, das ist nicht so eine Nutte, die die Beine breit macht und brüllt wie am Spieß, sondern eine echte Königin, mein Ideal, mein Wunder, meine Erfüllung, mein Traum. Und ich streichelte sie am Hals, sie neigte den Kopf zurück, und die Haare machten langsam die Bewegung mit, fielen nach hinten, und ich fühlte mich, als würde ich gleich platzen oder als würde es mir mit einem Knall die Hose zerreißen, und Pietrek und der Zigeuner hätten gar nicht gewußt, was los ist, hätten vielleicht sogar ein paar Splitter abbekommen, und alles wäre von meinem Blut bedeckt gewesen. Na, und da legte sie die Hand auf das, was mit meiner Hose passiert war, auf diesen Buckel, vielleicht meinte sie, dann wäre sie fruchtbarer. Und ich dachte an alles, was ich mit ihr machen könnte, ich dachte wieder an ihr Höschen, an ihre Brust, und ich wollte sie an mich drücken, und da überkam mich so eine Kraft, ich fühlte mich so wichtig, verdammt, daß ich Berge hätte versetzen können, Bäume rausreißen, einfach alles hätte ich können, von morgens bis abends, Tag und Nacht. Und da kam mir dieser verdammte

Dreckskerl in den Sinn, dieser schwarze Teufel, dieser Heiligenschänder, dieser Zigeuner. Und dann war alles nur noch Ursache-Wirkung, einfache Mathematik und Physik, die reine Naturwissenschaft. Diesen Skandal, daß mein Ideal mit diesem Arschloch leben mußte, konnte ich nicht auf mir sitzen lassen. Ich spürte, wie eine Welle in mir hochstieg, die mich sanften Menschen in einen Vampir verwandelte, in einen Roboter, denn einmal bekam ich eine Latte mit Nägeln ins Kreuz, aber ich spürte nichts, erst als ich ein paar Jungs vermöbelt hatte und es ein bißchen nachließ, da juckte es, ich wollte mich kratzen, faßte hin, und erst da spürte ich, daß ich ganz naß war vor lauter Blut, daß meine Schulter steif war und überhaupt, es tat saumäßig weh. Ja, und damals bei diesem Zigeuner war ich wie ein Held in einem amerikanischen Actionfilm, wo der ehemalige Ranger in einem brennenden Gebäude ganz allein die Mafia plattmacht, die seine Frau festhält, an die eine Bombe angeschlossen ist, und wenn sie sich bewegt, fliegt alles in die Luft, und er knallt die Typen mit dem Maschinengewehr ab, und sie treffen ihn nicht, weil sie Weicheier sind, obwohl sie aussehen wie Schränke, er entschärft die Bombe und flüchtet, alles explodiert, die Bude geht hoch, und sie küssen sich. So einer war ich.

Ich stand auf und wollte sie vom Joch dieses ekelhaften Zigeuners befreien. Ich gab ihm einen Tritt mit dem Fuß, wie er da mit Pietrek eng umschlungen saß, aber vorher schrie ich ein langgezogenes »verdammt« oder so ähnlich, um mir Mumm zu machen, das heißt Mut. Ich hab ihm direkt in den Kiefer gehauen, und ich traf sofort. Es knirschte, und der Arsch jaulte. Pietrek sah mich ganz komisch an und verstand nicht, was los war. Denn ich schwankte, ich muß sagen, ich hatte ja auch was getrunken, hatte sogar mit ihren Runden Schritt gehalten. Und dieser Scheißkerl, dieser Arsch von Zigeuner, raffte sich auf und flüchtete aus diesem engen Haus ohne richtige Möbel, aus diesem Taubenschlag. Ich jagte ihm ein Stückchen hinterher, weil ich jung bin und mir das Laufen nichts ausmacht, aber irgendwie war es kalt geworden, und ich hatte keine große Lust, hundert Meter vielleicht, dann ging ich zurück.

Aber da war keiner, nur Pietrek, aber der hat mich nicht interessiert, mein Blick schweifte umher, ich suchte die Miss Polen und Slowakei, die Miss aller Zigeuner. Aber wie schon gesagt, kein Mensch, kein Mucks, null Miss Slowakei. Pietrek redete nicht, nur, daß ich ein dummer Esel wäre und was mir, verdammt nochmal, einfällt, wir sind hier zu Gast, und ich mache Zoff wie bei der ersten besten Party, und außerdem wären wir im Ausland und müßten als Patrioten um den guten Namen Polens besorgt sein. Aber ich hörte kaum zu, weil ich traurig war, und ich antwortete nicht, es hätte sowieso nichts gebracht. Pietrek hätte das nicht verstanden, er denkt nur daran, sich zu besaufen, vollzufressen und von Zeit zu Zeit ein Mädel vom Nachbardorf durchzunudeln. Von romantischer Stimmung null Ahnung. Bei mir ist es so, daß ich viel an Frauen denke, nicht nur daran, wie wir uns im Heu wälzen oder sonstwo vögeln. Ich überlege auch, wie es ist, wenn wir zusammen irgendwo hingehen, auf einen kultivierten Spaziergang, wie Touristen, nur ohne Rucksack, wozu, zum Geier, sollte man den auch mitschleppen.

Wir saßen noch eine Weile in dieser Zigeunerhöhle, aber es war blöd, sich im Haus eines Typs aufzuhalten, dem ich die Fresse poliert hatte, irgendwie fühlten wir uns fehl am Platz. Ja, und Pietrek, stinksauer auf mich, erzählte zum Schluß, nach den ganzen Beschimpfungen, die meine engsten Angehörigen betrafen, meine Mutter und meine Großmutter, da erzählte er von einer Kneipe, die er kennt und in der er schon war, und das Wichtigste – sie war nicht weit. Und daß wir jetzt ein Bierchen trinken gehen, gut gezapft, vielleicht auch zwei, und dann gehen wir in aller Ruhe nach Hause und vergessen, was war, schließlich sind wir Freunde, sind zusammen im Ausland, und als Polen müssen wir zusammenhalten.

Die Kneipe war in Ordnung, und man saß nett dort; in unsere, bei uns zu Hause, in unserer Heimat, in die kann man nämlich nicht gehen. Na, ich hab mich falsch ausgedrückt, natürlich kann man, was für ein Geschäft würde der Deckskerl denn machen, wenn er die Tür schließen und niemand reinlassen würde, woher hätte er dann das neue Auto und alles. Wir, das heißt ich und Pietrek, können nicht. Er ist schließlich der Besitzer, und wir haben Demokratie und Kapitalismus, wenn es also sein Eigentum ist, und das ist es, und wenn er sagt, wir dürfen nicht, was soll man da machen, verdammt noch mal. Pech gehabt. Aber der wird noch weich werden, die Zeit wird kommen. Wenn es schneit und der Wind den Schnee verweht und man nicht in sein Königreich kommt, ohne diese weißen Hindernisse im Gelände wegzuräumen, und er wird dazu keine Lust haben, weil er's drinnen warm und gemütlich hat, ein Bierchen, bißchen Musik, Fernsehen. Und weil draußen alles genauso ist, nur umgekehrt, muß man nicht besonders klug sein, um zu wissen, daß er jemand zum Schneeräumen suchen wird. Und dann komme ich; ich tue so, als wäre nichts geschehen, einen übertriebenen Stolz hab ich schließlich nicht oder was weiß ich für eine Ehre, ich komme einfach und setze mich, und er jagt mich nicht zum Teufel, droht nicht mit der Polizei, mit Geldstrafe oder Gefängnis, sondern fragt mich, auch als wäre nichts geschehen, denn abgesehen davon, daß er ein ziemliches Schwein ist, ist er eigentlich in Ordnung und lenkt ein, wenn's sein muß. Tja, er fragt mich also, was ich trinken will, und ich komme mir blöd vor, ich bin schließlich arm, und nicht einmal die Kinder sagen mir »Guten Tag«, obwohl ich schon älter bin, sondern schreien von weitem: »Hallo Bombel«, nicht, daß mich das stört, aber manchmal fühle ich mich ein bißchen wie der letzte Mensch. Aber dieses Schwein, das, nebenbei bemerkt, sowieso ein ordentlicher Mensch ist, fragt mich, was er einschenken darf, als wäre ich der Herr und er der Diener, aber das ist ja sein Job, und ich sage, ich hätte gern ein Bierchen, nur, daß jetzt gerade die Tage im Monat sind, wo es mit dem Geld nicht so gut aussieht, da kommt er auf das Wetter zu sprechen, daß der Schnee die polnischen Straßenarbeiter überrascht hat, alles verweht ist und daher wenig Kunden kommen, keiner hält an seiner Kneipe, denn wenn die Leute die Schneehaufen sehen, haben sie keine Lust mehr, was ja verständlich ist, wer will schon freiwillig bis zur Hüfte im Schnee stecken? Dann kommt er auf die Gesundheitsversorgung zu sprechen und überhaupt auf seine persönlichen Probleme mit dem Kreuz, daß er sich zum Beispiel nicht bücken kann und keine Bewegungen ausführen wie etwa die, die man mit der Schaufel macht, wenn man etwas von einer Stelle an die andere schafft. Und zum Schluß flucht er auf diese verdammten Schneehaufen. Da biete ich mich an, ganz umsonst, und er freut sich und schenkt mir Bier ein, zwei oder sogar drei, wenn der Luftdruck gut ist und überhaupt eine günstige biometeorologische Situation, die sich indirekt, über sein Befinden, auf die Anzahl der Bierchen für mich auswirkt.

Pietrek hat mich also zu dieser Kneipe überredet, wegen der warmen Atmosphäre, aber ich hatte Angst, ich fühlte mich einfach unsicher, in einem fremden Land, die Leute reden anders, alles ist fremd, einfach anders als normal. Als wir durch dieses Dorf gingen, sah es aus, als wären die Leute abgehauen und hätten alles dem Schicksal überlassen, als hätten sie alles zurückgelassen und wären zur Arbeit nach Amerika gefahren, als hätten sie gewußt, daß in fünf Minuten Militär einmarschiert und alle vergewaltigt und erschlagen werden oder umgekehrt. So still war es. Alles hatte sich unglaublich verändert, denn als wir dort hingegangen waren, hatte in den Ästen der Wind geweht, wie ich schon sagte. Aber die Stille klang ganz ähnlich. Das ist fein geregelt, verdammt, daß man es, wenn's total still ist ringsum, auch nicht aushalten kann und fast verrückt wird, genauso, wie wenn die's mit den Decibels übertreiben und es einem in den Ohren dröhnt, bis man kotzen muß. Na ja, und dann kamen wir zu der Kneipe, und unterwegs dachte ich, vielleicht sitzen die alle dort, vielleicht gibt es deshalb niemand im Dorf, weil alle in der Kneipe sitzen, ich dachte, vielleicht ist es so bei denen, seltsam, aber schließlich ist es ein anderes Land, andere Länder, andere Sitten, hätte ja sein können. Aber nein, in der Kneipe saß nur ein Typ, einen Moment lang hatte ich Angst, es könnte zufällig ein Dunkelhäutiger sein, aber ich checkte das genau ab, gleich, als wir eintraten, begrüßte ich ihn und tat so, als würden wir uns vielleicht vom Militär kennen, aber er war kein Zigeuner, und das war mein Glück und auch seins, denn ich war damals auf alle Zigeuner stinksauer, als wäre es ihre Schuld, die von allen Zigeunern auf der Welt, den rumänischen, transkarpatischen, tschechischen, polnischen, slowakischen, bulgarischen und weiß der Geier, was es da noch gibt, daß nämlich diese Schönheit, wie aus einer Illustrierten ausgeschnitten, hier ihr Leben vergeudete, daß sie nicht mir gehörte und wir nicht jeden Morgen zusammen die Kühe melken konnten. Na, ich übertreibe jetzt ein bißchen mit dem Ausschmücken der Fakten, Kühe habe ich ja nicht mehr, schließlich habe ich diesen heuchlerischen Gerichtsvollzieher und Banditen rausgeschmissen und habe, schlau, wie ich bin, den ganzen Verein verkauft, außer dem Pferd, weil das schön ist und mir gehört. Pferde verkauft man nicht, das ist eben so.

In der Kneipe hat Pietrek bestellt, auf slowakisch, weil er schon angetrunken war, und ich habe vor mich hingeträumt. Und wir planten schon den Rückweg nach Polen, Pietrek schimpfte über mich und fluchte. Doch da kam der Zigeuner rein, und unser schöner, friedlicher Plan löste sich in Luft auf. Denn er war nur mit einem Kumpel zu uns gekommen, was an sich schon eine Beleidigung war, die nach Blut oder Alkohol verlangte. Vor allem wußten die nicht, was in Pietrek schlummert, wozu der fähig ist, wenn er stinksauer ist und dazu besoffen, was für ein Tier da zum Vorschein kommt, und daß bei uns zum Beispiel keiner Streit mit ihm anfängt, weil Pietrek vorne keinen Zahn mehr hat und bereit ist, alle anderen zu opfern, sogar die Knochen würde er sich brechen lassen, denn wenn der sich prügelt, kennt er nichts, er will nur, daß es dem anderen schlechter geht als ihm. Na, und dann ging's los, genau wie im Western. Wir waren nicht gerade zimperlich, Pietrek folgte mir wie ein Ritter, stand mir zur Seite, am liebsten hätte ich ein Lied angestimmt, ein Kampflied von zwei Brüdern, die im Namen der Gerechtigkeit fürs Vaterland sterben, denn ich fühlte mich, als wären die anderen mindestens Türken, die unseren Staat und unseren Glauben bedrohen. Pietrek ist übrigens ein Patriot und geht immer wählen, damit er nachher ein reines Gewissen hat, wenn er lästert.

Na ja, und wir prügelten uns, ich weiß bis heute nicht, was sich dieser Zigeuner gedacht hat. Daß er daherkommt und uns Polen verhaut? Daß er und sein Kumpel, auch so eine Satansbrut, schwarz wie Ruß aus dem Ofen, fast wie ein Neger aus Afrika, daß die uns die Fresse polieren? Daß ein Zigeuner einen Polen besiegt? Sie bekamen den Arsch voll, und das sag ich nicht, um zu prahlen. Aber der Barmann war schnell, denn als ich den Drecksack vermöbelt hatte, den von der Schönheit, kam schon die Polizei mit einer grünen Niwa. Verdammt, ich hab mich gewundert, daß die so schnell sind und überhaupt, wie die frühere Miliz in Polen, kaum hat man sich was ausgedacht, etwas im Kopf geplant, und schon wissen sie es, sogar besser, und dann muß man nur noch so reden, daß es mit ihrer Milizversion übereinstimmt, selbst wenn man gar nicht geschafft hat, das zu machen, was man vorhatte. Ich spürte direkt Tränen in den Augen, aber ich hab mich schnell wieder gefangen, ich gehöre ja nicht zu denen, die dem Kommunismus nachweinen, die immer nur jammern, er soll wiederkommen.

Irgendwie kam es mir vor, als hätte dieser Polizist, der kleinere, etwas dickere, etwas von einem Zigeuner, sicher war es auch so, meine Intuition trügt mich selten, jedenfalls fesselte er mich und Pietrek, anständige Leute, ich wollte etwas sagen, sie sollten den Botschafter benachrichtigen, wir wären hier nämlich zu touristischen Zwecken, wir wollten uns Sehenswürdigkeiten ansehen, und diese Herren da kommen einfach und fangen an zu schreien, schmähliche Beleidigungen über unser Land, die ich mich schäme zu wiederholen, und überhaupt, es handelt sich um ein Mißverständnis, was die Schuld betrifft. Der Polizist muß ein Zigeuner gewesen sein, er fragte nämlich nichts, legte uns nur elegant die Handschellen an und brachte uns in die nächste Stadt. Das war das Zigeunerblut in ihm, das da kochte und ihn dazu veranlaßte; uns verhaften und die anderen freilassen; ich war froh, daß mein Gefühl mich nicht getäuscht hatte, denn wenn er ein Zigeuner war, und das war er, dann mußte das so enden. Aber sie gaben uns sogar Plastiktüten, so kleine Miniplastiktüten, Pietrek hat eine davon vollgekotzt, und ich mußte ihm helfen, denn für eine Zeitlang hatten sie mithilfe der Handschellen siamesische Brüder aus uns gemacht. Wir fuhren nicht lang mit diesem Auto, und mir gefiel das sogar, ich hätte dort schlafen oder für immer wohnen mögen. Aber dann zerrten sie uns heraus, ich wurde plötzlich und unverhofft nüchtern und registrierte nicht so besonders, was sie zu mir sagten, es tat mir leid, daß weit weg von hier die Zigeunerin war, die mir nicht gehörte, und ich fühlte mich, als würde sie allen Menschen auf der Erde gehören, als würden ganze Dörfer Schlange stehen, um zu ihr zu kommen, ganze Bezirke und Woiwodschaften in einer Reihe, in der Schlange zu ihrem Lager, zu ihren Schenkeln und Haaren, zu ihrer Farbe und überhaupt, nur ich allein war gefesselt und konnte nicht, aber sie wartete wahrscheinlich nicht einmal, weil sie mit all diesen Männern beschäftigt war, diesen Scharen von Typen, die unter die Decke wollten. In Gedanken summte ich sogar ein trauriges Lied, wie ein Mann eine Frau liebt und sie so tut, als liebte sie ihn auch, und als er ins Gefängnis kommt, da läßt sie sich mit seinem besten Freund ein; später wird der Mann freigelassen, geht direkt nach Hause zu ihr und sieht, wie sie ein Kind am Händchen hält, das seinen besten Freund fragt: »Papa, wer ist denn der Herr da?« und diese Frage ist der Refrain des Liedes. Heulen hätte ich können.

Und dort, auf dem Polizeirevier, denn es war eher ein Revier als eine Ausnüchterungszelle, begannen sie uns, ich weiß bis heute nicht warum, nach allen möglichen Dingen auszufragen, ich mag gar nicht daran denken, wonach genau, denn das gehört nicht zu den angenehmen Dingen, obwohl sie ganz kultiviert und ohne Druck gefragt haben, sogar ohne psychologischen, glaube ich. Natürlich habe ich keinen Ton von dieser wunderbaren Frau gesagt, das hätte doch sowieso keiner verstanden, und schon gar nicht der Polizist, der uns verhört hat. Er schrieb irgendwas in die Rubriken, völlig unwichtige Daten, Geburtstag, Namen von Vater und Mutter, weiß der Geier wozu.

Dann schliefen wir, sie machten die Handschellen ab, gaben uns eine Decke und Kaffee, wie im Fünf-Sterne-Hotel, wie im Urlaub am Meer. Denn die Betten waren bequem, und überhaupt war alles angenehm, und ich fühlte mich blöd, nicht nur, daß ich diesen Krach veranstaltet hatte und vor dem Gesetz ein ganz normaler Rowdy und Vandale war, eine Null, ein Rotzlöffel und dummer Flegel, noch dazu schlugen diese Polizisten mich kein einziges Mal, dabei hätten sie das ohne Problem tun können, so einen Säufer wie mich kann man immer schlagen, das weiß ich, da sagt doch niemand was, im Gegenteil, im Prinzip ist es richtig, so einem eine runterzuhauen, vielleicht hört er dann auf sich rumzutreiben und wird ein anständiger Mitbürger. Ja, er hätte mich vermöbeln können mit seinem weißen Gummistock, mit diesem künstlichen Pimmel, durch den sie sich männlicher fühlen, er hätte es können, wegen Beleidigung, Fluchtversuch, wegen Widerstand gegen die Staatsgewalt oder wegen gefährlichem Aussehen, weswegen auch immer, wie es ihm paßt, ganz von der Phantasie des Herrn Polizisten abhängig. Aber nein, alles nett, schön, höflich, als wären sie zum Geleitschutz gekommen, als wäre ich, Bombel, berühmt und wichtig, Präsident, Premierminister und Regierungschef in einem, als müßten sie mich beschützen, aber geheim und ohne Pomp, einfach zwei Polizisten als Tarnung. Und dann ein Käffchen, die Decke und schlafen. Mein Gott, ich fühlte mich wie das letzte Schwein, der letzte Dreck, in ganz Polen und der Slowakei gab es nichts Dreckigeres und Stinkenderes. Das heißt, ich stank natürlich nicht in Wirklichkeit, ich will nur sagen, in welchem seelischen Zustand ich war. Bestimmt wollten sie, daß ich mich so fühle, genau so, und ich bin ja nicht von der harten Sorte, obwohl ich das immer wollte und vor dem Spiegel sogar drohende Blicke geübt habe, aber es hat nie richtig funktioniert, nur in der Disko hat es manchmal geklappt, aber insgesamt im Leben war ich kein bißchen hart, also haben sie mich kleingekriegt, und ich schwor mir dort in Gedanken, einfach vor meinem Gewissen, vor meinem Vater, Gott hab ihn selig, und vor allen Heiligen, daß ich mich nie wieder so verhalten würde, daß dieser kleine Drecksack in mir, diese Ursache allen Übels, nie wieder die Kontrolle über das haben würde, was mit mir passiert. Denn ich fühlte mich elend, obwohl das Bett bequem war, und wenn ich die Augen zumachte, kam es mir sogar so vor, als läge ich zu Hause, und wenn ich sie wieder aufmachen würde, wäre alles an seinem Platz und ich mittendrin in meiner vertrauten Geborgenheit. Deshalb hielt ich sie auch lange geschlossen, obwohl ich gar nicht schlafen wollte – um mich nicht daran erinnern zu müssen, wo ich bin, um es nicht zu sehen, schlimm genug, daß ich sowieso die ganze Zeit dachte, ich bin im Gefängnis und nicht zu Hause. Ich wollte sogar ein bißchen von der Zigeunerin träumen, um müde zu werden, ich wollte ihr Bild als eine Art Schlafmittel benutzen. Und ich rollte mich zusammen, so klein es ging, um mich herum etwas Schwarzes, und beinahe hätte ich geweint, ich alter Esel, so sehr haben mich die Ereignisse dieses Tages innerlich mitgenommen und meine Nerven ruiniert, daß ich mich dort, auf diesem Polizeirevier, ganz zusammenrollte, und ich war die Mitte der ganzen Welt, in der es schon Nacht war, und alles wurde schwarz und groß und begann sich um mich herum zu drehen, und ich lag auf diesem Bett, ganz allein auf der Welt, und war mit Dreck vermischt und konnte außerdem ums Verrecken nicht einschlafen.

Und selbst jetzt, wo ich das sage, weiß ich noch genau, was es heißt, allein zu sein, ganz allein, und obwohl ich nicht so aussehe, als würde ich mir aus solchen Dingen was machen, fühle ich mich manchmal ganz beschissen, alles ist grau und öde, als würde es in meinem Kopf ständig regnen oder als würde Schnee schmelzen und sich mit dem Rollsplitt vermischen, den das Streufahrzeug gerade erst hingeschüttet hat, ein einziger Schlamm ohne Farbe, ohne alles, in dem der Mensch sich auflöst, in dem man untergeht und sich an nichts festhalten kann, und es gibt niemand, der mir einen Ast reichen könnte, um mich herauszuziehen, und dann spüre ich das alles immer stärker, wie der Schlamm mir in den Mund fließt, wenn ich atme, und ihn ganz verklebt, wie er manchmal im Schlaf durch die Speiseröhre in den Magen gelangt, und der Arsch ist verstopft und kann das alles nicht gleich rausscheißen, in mir drängt sich der ganze Dreck, dieser ganze Rollsplitt, dieser halb geschmolzene Schnee, jedes Loch in mir füllt er aus, ich versuche, so zu tun, als sei alles in Ordnung, wenn gerade jemand vorbeigeht, grüße ich freundlich, »Guten Tag«, lasse mir nichts anmerken, ich gehe schnell ins Gebüsch, an irgendeinen Ort, wo außer mir niemand ist, finde irgendein Versteck, stecke die Finger in den Mund und dehne ihn mit Gewalt, dringe zu diesem dicken Siff vor, stecke die Hand hinein, so weit ich kann, fast bis zum Ellenbogen, und kotze, breche alles aus mir heraus, und es stellt sich raus, es ist nur das, was ich gegessen habe, da ist kein Schlamm, und ich schäme mich vor mir selber, daß ich mich von diesem kleinen Arschloch so leicht hab hereinlegen lassen, daß ich mich so leicht hab überlisten und austricksen lassen.

Denn als ich auf dem Revier eingeschlafen bin, das weiß ich noch genau, bin ich dann so aufgewacht, als hätte ich gar nicht geschlafen, als hätte ich bloß die Augen zugemacht und jemand hätte sich geirrt und gleich den Knopf mit der Aufschrift »Tag« gedrückt, ohne an den Morgen und alle Übergangszeiten zu denken. Pietrek schnarchte, also weckten sie ihn auch, sagten auf slowakisch, wir sollen uns fertigmachen, was ich verstand und für alle Fälle Pietrek übersetzte, weil der nichts anderes als Polnisch versteht, wenn er nüchtern ist; sie nahmen uns mit und packten uns wieder in diese Niwa, und ich dachte, sie bringen uns vielleicht irgendwo anders hin, irgendwo ins Landesinnere, vielleicht haben sie was verwechselt und uns für Spione gehalten, für Saboteure, dann hätten sie alle Probleme auf uns schieben können, die sie in ihrem Staat haben, Arbeitslosigkeit, Korruption, na, einfach alles, hätten sagen können, daß das durch Pietrek und mich kommt, daß wir ihre ganze Demokratie und ihren Kapitalismus untergraben hätten, Geld und Gerichtsurteile gefälscht, daß wir Leute gekauft und Bomben gelegt hätten, daß über eine Million unschuldiger Menschen hätte umkommen sollen, aber die Polizei zusammen mit den Regierungskräften, dem Präsidenten, dem Premierminister und der im Moment regierenden Partei hätten das verhindert, uns die Sprengkörper aus den Händen gerissen und uns zum Tode verurteilt, heimlich, und die Leichen würde man zu Hundefutter zerstückeln, damit wir nicht an einem konkreten Ort begraben werden könnten, der dann zum Kultort würde für irgendwelche extrem-links-rechts-ultrachristlich-fanatisch-islamisch-zigeunerisch-ukrainischen Kampftruppen, deren Vertreter wir waren. Aber jetzt ist alles in Ordnung, und wenn ihr das nächste Mal wählen geht, vergeßt nicht, wer euch gerettet hat.

Aber nein, sie brachten uns an die Grenze, und ich wußte, es würde keine Konsequenzen geben; sie haben uns freigesprochen, sie würden uns nicht zwischen die Augen oder in den Hinterkopf schießen, könnten nur eventuell etwas in die Pässe stempeln. Aber wir schämten uns ein bißchen, ich weniger, Pietrek mehr, wegen dieser Eskorte, die uns direkt vor die Augen der polnischen Zöllner führte, die uns geringschätzig anschauen würden und denken, wir hätten Schande über unsere Mutter Polen, unser Vaterland gebracht, das in die Europäische Union eintreten soll, und wenn alle so wären wie wir, hätten sie uns nie in die NATO oder sonstwo aufgenommen. Ich sah schon die traurigen Augen des Herrn Zöllners, die meinen Blick suchten, um mir dadurch zu zeigen, wie sehr er von mir als Staatsbürger enttäuscht ist. Also versuchte ich, den Mann in der eleganten grünen Uniform um Verzeihung zu bitten, daß er uns und sich die Formalitäten erspart, und er war schon fast einverstanden, aber als wir kurz vor der Grenze ankamen, sah ich, daß da unweit des Schlagbaums irgendwie zu viele Leute waren für Montagmorgen und daß die seltsam und verdächtig dunkel aussahen, sogar von weitem, und da ging mir ein Kronleuchter auf. Und ich bat den Polizisten, daß er uns doch lieber direkt in den Raum des Zöllners bringen sollte, Vorschrift ist schließlich Vorschrift, und die darf man nicht mißachten, das könnte ja einer verraten, und dann wär's aus mit der Beförderung.

Dort standen nämlich Zigeuner, eine ganze Bande, alle möglichen, was Alter und Größe angeht, und auch dieser eine stand da, diese ekelhafte Drecksau, dieser Schänder der Schönheit, der dieses Heiligtum jede Nacht mit seinem Zigeunerschwanz beschmutzte. Aber jetzt konnte ich ihm nichts mehr tun, weil es so viele waren, und ich hatte nur Pietrek, der nur noch davon träumte, etwas zu trinken zu kriegen, ich übrigens auch. Wenn wir etwas zu trinken gehabt hätten, ein paar Gläschen, ich meine, nicht viel, nur so für den Geschmack, dann wäre vielleicht alles anders gelaufen, na ja, vielleicht nicht ganz, denn die waren entschieden zu viele. Sie warteten geduldig, diese Arschlöcher, ich wußte ja immer, daß die Zigeuner ein gerissenes Volk sind, und meine Mutter hat das auch immer gesagt. Wenn ich mich bloß auf dem Damm gefühlt hätte, wenn nicht diese Sehnsucht nach der Heimat gewesen wäre, die die Seele lähmt und damit auch den Körper, dann wären wir mit diesen Zigeunern fertiggeworden. Denn was sind schon meinetwegen ein Dutzend von diesen Dunkelhäutigen gegen Pietrek und mich.

Es war dann kurz und schmerzlos, sie knallten uns so einen roten Scheiß in die Pässe, daß wir ein Jahr lang die Grenze nicht überschreiten dürfen, damit war alles erledigt. Wir gingen nach Hause und schauten diese Zigeuner gar nicht mehr an, die nicht wußten, was sie mit sich anfangen sollten, hilflos liefen sie an der Wand hin und her, und dann sah ich aus dem Augenwinkel, wie der Polizist sie vertrieb, denn das war offensichtlich eine illegale Versammlung, außerhalb des Gesetzes, gegen die Spielregeln. Und bei der Obrigkeit hört der Spaß auf, das wußten die Zigeuner genau, weil man die Zigeuner nirgends mag, denn hier ist ja nicht Indien oder sonstwas, wo die herkommen, hier ist Europa, und kein Land will sie, denn sie machen nur Probleme. Die sind doch alle ein bißchen bekloppt auf ihren Stühlen da oben, wenn ich so viel Knete hätte, so einen Job, wo man nur die ganze Zeit frißt und ab und zu was ins Mikrofon quatscht, dann würde ich sofort zu den Zigeunern fahren, der Mutter so einer Frau mit so wunderbaren Haaren würde ich ein kleines Häuschen kaufen, dem Vater einen gebrauchten Audi aus Deutschland, dem Bruder einen Computer, und die Schöne würde ich zu mir nehmen, und alles wäre in Ordnung. Denn das sind die größten Schätze, diese jungen Zigeunerinnen.

Ja, so ging es aus, daß sie uns eins in die Pässe reingewürgt haben, bei Pietrek in diesen nagelneuen, und im Prinzip hat er sich sogar gefreut, denn der Stempel kam hübsch raus, alles war gut zu sehen, klar und deutlich, er konnte damit prahlen und ihn herumzeigen, der paßte wirklich gut zu dem Papier, und es sah nicht mehr so leer aus. Und dann gingen wir in unser Zuhause zurück, in unsere eigenen vier Wände, zu allem, was vertraut ist, ich fühlte mich wirklich wie im Schoß einer guten Mutter, daheim, wo alle normal und menschlich reden, und nicht wie Kinder, die gerade zu plappern anfangen. Und ich fühlte mich so wohl, so angenehm, wie die Störche, die im Frühjahr zu meinem Haus zurückkommen.

Später ging ich mir ein Bier holen, zum Mitnehmen, und im Endeffekt kaufte ich zwei, weil ich aus irgendeinem Grund Geld hatte. Ich setzte mich vors Haus, auf die Bank, auf die Holzbank, die mein Großvater gebaut hat, bestimmt saß er auch so da, die hat eine Farbe wie Asche und ist hier und da schon rissig, aber sie hat trotzdem gehalten, denn mein Großvater wußte, welches Holz man nehmen muß, damit sie nie kaputtgeht. Sie war so trocken, wenn mir ein Stückchen Glut von der Zigarette draufgefallen wäre, dann wäre das ganze hölzerne Andenken in Rauch aufgegangen, da wäre nichts zu machen gewesen, und die Farbe hätte sich gar nicht geändert, denn die Asche von dieser Bank wäre nicht schwarz, sondern aschgrau gewesen wie sie selbst. Ich saß also ganz vorsichtig auf ihr, damit mir dieses Erbe der Erinnerung nicht abbrennt, und allmählich kam ich zu dem Schluß, daß alles nur dann schön sein kann, wenn man es genau kennt, jede Einzelheit, jedes Detail in der Umgebung, wenn man weiß, wann jemand Brot kaufen geht, wann der Bus kommt, wer aussteigt und wer noch in der Stadt bleibt, weil er an diesem Tag gerade noch Unterricht hat oder irgendwas auf einem Amt erledigen muß. Wenn das Auge nicht nervös herumspringen muß, sondern ruhig schweifen kann, ohne an irgendwelche Kanten zu stoßen, an unbekannte Neuigkeiten, die herausstehen. Wenn es so ist, daß man mit geschlossenen Augen trotzdem genau sagen kann, wo was ist und welche Farbe es hat. Und man kann all das beobachten, obwohl man über dieses Bild vor sich alles weiß, obwohl man weiß, daß nichts darauf passiert oder sich verändert. Und trotzdem kann man dasitzen und es betrachten. Das, was da geschieht, geschieht ständig und schon immer. Und dieses Geschehen ist ständig das gleiche, nur eine andere Ausgabe, eine andere Auflage davon. Ich weiß nicht so recht, wie ich das sagen soll. Aber es genügt, daß ich es für mich selbst weiß. Und da habe ich beschlossen, nie wieder wegzufahren, nicht einmal in die nächste Stadt, um mit Pietrek zu den Mädels zu gehen, um durch die Straßen zu schlendern und die Schaufensterauslagen zu betrachten, die nackten Schönheiten von der Werbung für Slips und BHs, die Beine auf den bunten Reklametafeln oder die Zeitungen in den Kiosken, wo sie immer vögeln, aber so aussehen, als würden sie nicht vögeln, sondern als könnten sie nicht scheißen oder umgekehrt, als wären sie zehn und würden zur Erstkommunion gehen, die sie vom Bischof empfangen. Ich habe beschlossen, mich nicht mehr vom Fleck zu rühren und einfach hier zu bleiben. Weil das hier mein Platz ist. Hier und sonst nirgends. Und dann fand ich eine versteckte Flasche Wein, betrank mich ordentlich und legte mich glücklich schlafen.

Kurz

Ich kann mich gar nicht genug über mich wundern. Daß ich mich einfach nur hinsetzen muß und anfangen zu reden, den Rest erledigt dann weiß Gott wer. Daß ich nur den Mund aufmache, und der Rest gibt sich von selbst, daß ich nicht überlege, was ich sagen will, sondern alles gleichzeitig geschieht. Daß das, was ich gerade sage, zugleich gedacht wird. Als wären meine Stimmbänder direkt am Gehirn festgemacht, ohne jegliche Verbindungskabel. Ein bißchen Unterstützung könnte allerdings nicht schaden, aber hier ist immer noch nichts los, still ruht der See. Dabei bin ich langsam leicht genervt, im Moment ist Ruhe vor dem Sturm, aber ich habe Angst, daß ich es gleich nicht mehr aushalte, meine Kehle ist trocken, und vielleicht pisse ich gleich in die Hose, manchmal ist das so, dann, wenn ich trinken müßte und nicht kann. Der ganze Körper juckt ein bißchen, aber wenn ich kratze, nützt das nichts, es fühlt sich an, als würde die

Haut von innen jucken, wenn ich mich am Bauch kratze, spüre ich es ganz genau, dieses Beißen in mir, in verschiedenen inneren Organen, im Magen, im Darm und in anderen, ich sehne mich danach, fein säuberlich die Haut abzuziehen und an die Kutteln ranzukommen, die Finger mit den Nägeln da reinzustecken und zu kratzen, um mir Erleichterung zu verschaffen, vielleicht wäre das sogar besser als ein direkter Kontakt mit der Fernsehansagerin. Denn ich möchte, daß das endlich aufhört; wenn ich mich darauf konzentriere, werde ich fast verrückt, es zerreißt mich fast innerlich, das Kratzen auf der Haut hilft nichts, das paßt nicht, das funktioniert einfach nicht. Ich hab ja schon gesagt, was ich machen müßte, das wäre der einzige Ausweg. Sogar wenn ich nur daran denke, hilft es schon ein bißchen. Aber was soll's, ich rede noch ein bißchen mit mir selber, dann vergesse ich das.

Eigentlich kann man sagen, daß es schon fast Tag ist, man kann alles unterscheiden, und nichts fließt ineinander. Der Milchwagen ist schon fast vorbei, und gleich fangen die Leute an, die Kühe rauszutreiben, damit die das Gras abzupfen, damit sie sich mit Gras füllen, damit sie volltanken, dann legen sie sich hin, kotzen sich das ins Maul und kauen, das sind nämlich Wiederkäuer. Genau, also ich weiß nicht, wie lange ich noch hier an dieser sicheren Haltestelle sitzen kann, denn wenn jemand kommt, muß ich aufhören, mit mir selbst zu reden, ob ich will oder nicht, erstens würde ich mir blöd vorkommen, vor anderen Leuten mein Innerstes nach außen zu kehren, sogar wenn es Pietrek ist, der alles von mir weiß, und zweitens will ich nicht als totaler Idiot gelten, sonst kommt womöglich irgendeiner Mutter in den Sinn, daß ich eine Gefahr für ihr Töchterchen bin, und sie ruft an der entsprechenden Stelle an und sagt, ich würde mit mir selber reden und ihr Töchterchen komisch anschauen, das acht ist und hübsch malen kann, und die Lehrerin sagt, daß sie künstlerisches Talent hat, und dazu würde ich sabbern, schlimmer noch, ich würde mich an den Eiern kratzen und ihr zuzwinkern und versuchen, sie in meine Wohnung zu locken, aus der ich ein Diebesnest und Bordell gemacht habe, wo ich das kleine Mädchen mit Bonbons verführe. Und dann kommen sie und packen mich in eine Zwangjacke, und alles ist aus. Wenn also jemand kommt, verbeuge ich mich höflich, und wenn derjenige raucht, bitte ich ihn um eine Zigarette, mit dem Argument, daß meine gerade ausgegangen sind und der Laden noch nicht auf hat. Und je nach dem, wer es ist, bitte ich um einen Groschen, aber vielleicht auch nicht.

Es ist nämlich schon passiert, daß ein Bekannter von mir, der nicht hier wohnt, sondern vier Dörfer weiter, da, wo es früher die meisten Steinmetze gab, die sich in einer Genossenschaft zusammentaten, was ihnen Vorteile brachte, eben aus dem Dorf ist er, und der hat es mit dem Saufen einmal so übertrieben, daß sein Verstand total verwirrt war, und wie im Film ging er einfach mit der Axt ins Haus, wie im besten Thriller, und sagte seiner Frau ganz ruhig, daß er sie jetzt erschlägt, weil sie ihn ständig betrügt und die Typen im Dorf ihn abschätzig anschauen und über ihn lachen, wenn er vorbeigeht, und dafür haut er ihr zuerst die Beine ab, die Hände läßt er dran, damit sie sich an die Brust schlagen kann, weil es ihre Schuld ist, und damit sie sich bekreuzigen kann, weil er trotz allem will, daß sie in den Himmel kommt, und dann, wenn ihr schon vergeben worden ist, wird er ihr mit einem Schlag die Axt auf die Rübe knallen wie auf ein großes Stück Buchenholz. Und das sagte er alles ganz ruhig, dann wurde er ohnmächtig, und das war's. Und sie rannte weinend zur Nachbarin und rief von dort aus an, weil sie selbst kein Telefon hatte, deshalb mußte sie da rüber. Sie wiederholte alles in den Hörer und fügte sogar von sich aus noch hinzu, daß er sie fast umgebracht hätte, sie hatte echt furchtbar Angst und heulte Rotz und Wasser. Und als sie kamen, um ihn zu holen, und er aufwachte, wußte er überhaupt nicht, was los ist, warum ihn jemand fesselt und irgendwo reinpackt, und die Frau guckt nur zu und heult, reagiert überhaupt nicht und erklärt auch den fremden Leuten nicht, sie sollen ihn in Ruhe lassen, weil das ihr Mann und der Vater ihrer Kinder ist. Und da fing er ganz weinerlich an, daß er sie furchtbar liebt und für sie durch die Hölle geht, daß sie die ganze Welt für ihn ist, und sie soll etwas machen, er würde nie wieder trinken, und daneben stand sein zehnjähriger Sohn, den bat er auch, er soll der Mama was sagen, weil sie seinen Papa mitnehmen, und sie soll doch was machen. Aber der Sohn hörte nichts, weil er furchtbar flennte und vor lauter Heulen fast gekotzt hätte. Schließlich fingen alle an zu flennen, der Typ, die Nachbarin. Und ihn brachten sie irgendwo in die Pampa, weiß der Geier wohin, und was er später erzählte, als er wieder zurückkam, das möchte ich jetzt nicht wiederholen, weil es mich aus Mangel an Stoff sowieso schon beutelt, und auf noch mehr Zittern hab ich keinen Bock. Na, und wenn schon die eigene Frau den Mann austrickst und in den Entzug steckt, wie ist das dann erst bei einer fremden Person, der es piepegal ist, was man mit ihm macht. Die behandeln einen wie einen Hund, einen Mörder, einen Verrückten, die sperren einen mit allen möglichen Typen ein, mit Perversen, ein normales Mannsbild, einen Kerl, der halt gerne mal was trinkt.

Aber der Himmel sieht im Prinzip so aus, als könnte heute was runterkommen, und wenn es regnet, denke ich jetzt immer nur an eines, an das, was vor zwei Jahren passiert ist. Sodom und Gomorra.

Die Flut

Verdammt, daran erinnere ich mich millimetergenau, deshalb muß ich schon fluchen, wenn ich nur daran denke, die Erinnerung ist so deutlich, als sähe ich das jetzt vor mir. Scheinbar war es ja ein gewöhnlicher Wolkenbruch, wie er ab und zu vorkommt, aber als die Wolke geplatzt war, konnten die da oben sie offensichtlich nicht so schnell wieder zusammenflicken, und es goß und goß, sogar als die Erde und die Wurzeln der Bäume keinen Tropfen mehr aufnehmen konnten. Und das Schlimmste fing an, als aus den Wäldern, aus den Bergen alle Flüsse, die nur manchmal Wasser führen, herabflossen, jeder ausgetretene und nicht ausgetretene Pfad verwandelte sich in einen reißenden Bach, als sollte da die Meisterschaft im Wildwasserkajak für die olympischen Sommerspiele ausgetragen werden. Und der Fluß, der schon immer da war, wurde zur Weichsel und Oder in einem, wurde um einige Meter breiter und machte unterwegs nicht viel Federlesens. Er wechselte die Farbe und wurde undurchsichtig, als hätte jemand eine Herde wütender Kühe mit einer braunen Plastikplane bedeckt, denn die äußere Schicht bog sich und knüllte sich zusammen, aber sie platzte nicht, und wenn irgendwas, ein Baum oder so, in den Fluß geriet, dann war es nicht mehr zu sehen, manchmal sah es sogar so aus, als würde der ganze Fluß auf der Stelle stehen, als würde sich nichts bewegen, als hätte das Flußbett sich mit konzentrierter Säure gefüllt, denn wenn da etwas reinfiel, hörte es auf zu existieren.

Als ich aufwachte, ich schlief nämlich damals lange, hörte ich ein Rauschen und dachte, mit meinen Ohren wäre was nicht in Ordnung, und dieses Rauschen in meinem Kopf, das nur ich höre, würde mir den ganzen Tag, solange ich nicht auskuriert bin, Gesellschaft leisten. Aber als ich vors Haus ging, begriff ich, was los war. Und ich kam aus dem Staunen nicht mehr raus, der Fluß hatte sich verändert, alles hatte sich verändert, und überall rannten Leute herum, weil diese Überschwemmung zeitlich damit zusammenfiel, daß die ganze Scheune an junge Touristen vermietet war, die dafür, daß sie im Heu schlafen durften, bezahlten, als wäre es ein Hotel mit Wasserbetten. Aber der Kunde ist König, und ich verdiente verdammt viel Geld, ohne einen Finger zu rühren. Es war doppelt angenehm, denn da waren immer ein paar hübsch geschminkte Mädchen, gepflegt, modisch bunt gekleidet. Später kamen die noch Bunteren, die sogar die Haare in verschiedenen Farben hatten, die ließen sich mit ihren Typen nonstop vollaufen, und wenn sie betrunken waren, gingen die Jungs zur Sache, und da war es völlig egal, ob daneben jemand schlief oder ich dasaß und glotzte. Die zahlten ohne Wenn und Aber, und sie brachten eine Verstärkeranlage mit und hörten moderne Musik, nur mit der Verlängerungsschnur gab es ein Problem, denn in der Scheune selber war keine normale Steckdose für 220 Volt, nur Starkstrom, und einen Kassettenrekorder kann man nicht an Starkstrom anschließen, da sind sogar die Stecker anders. Aber ich kaufte dann schließlich eine Verlängerungsschnur, und aus dem Stall, der gleich daneben ist, holte ich den Strom, und dann ging die Musik ab, und alle vergaßen sich. Es kamen auch solche, die ein bißchen anders waren und keinen Kassettenrekorder hatten; ihre Mädchen waren sozusagen ätherischer, und einer der Jungs hatte immer eine Gitarre, ein anderer einen Fotoapparat, die Mädels hatten verschiedene Kleider gleichzeitig an, irgendwelche Fetzen, Perlen und anderes Zeug, sie holten am hellichten Tag Bücher heraus, die lasen sie wahrscheinlich nicht einmal, sondern saßen nur da, das Buch in der Hand, um noch hübscher auszusehen. Mit mir versuchten sie auch zu reden, fragten, ob ich weiß, wozu ich lebe und ob ich an Gott glaube, und oft sagten sie, daß ich Glück habe, daß ich in den Bergen geboren bin und weit weg leben kann von der schlimmen Stadt mit ihren Autoabgasen und Menschen, die vergessen haben, was Natur ist, und Fleisch essen. Und ich machte dann ein nachdenkliches Gesicht und begann davon zu faseln, wie ich versucht habe, in der Stadt zu wohnen, aber das wäre nichts für mich gewesen, denn ich bin wie die Berge mitsamt den Wiesen, ich habe sie einfach in meiner Seele, und wenn ich woanders als in den Bergen wohnen müßte, würde die Seele aus Sehnsucht nach dem Schönen vertrocknen, und überhaupt bin ich mit der Natur tief verwachsen, manchmal habe ich nicht einmal Strom.

Abends sangen sie Lieder und tranken wieder, aber außerdem taten sie noch so, als wollten sie sich was ansehen, trieben sich auf Friedhöfen herum, und überhaupt taten sie irgendwie, als ob. Und sie tranken, überhaupt kamen nie welche, die nicht tranken. Sogar die Pfadfinder, und damals waren gerade die hier, als dieser Regen und die Überschwemmung begann, die man sich vorher kaum hätte vorstellen können. Die Typen mit den langen Haaren redeten manchmal sogar länger mit mir, auch untereinander quatschten sie ständig irgendwelches traurige Zeug, die Mädchen schrieben etwas in Hefte, überhaupt waren sie irgendwie vergeistigt. Sie trugen alle so bunte Fetzen, nicht nur der weibliche Teil. Und mit dem Geld war es nicht so, daß sie im voraus zahlten plus Vorschuß, damit ich wegen ein paar Dingen ein Auge zudrücke, wie bei diesen Bunten, die so eng anliegende Kleider hatten. Aber zwei Dinge waren immer gleich, nur auf andere Art: daß sie tranken und dann in den Ecken herummachten.

Einmal erwischte ich sogar einen mit einem Fräulein, für das ich vorher in den Laden gegangen war, um Likör zu kaufen, weil Kryśka ihr den nicht verkaufen wollte, denn sie hat selbst eine Tochter in dem Alter und kann sich nicht vorstellen, daß die so einen Mist trinkt. Zigaretten verkauft sie, aber Alkohol nicht. Und dieses Mädchen war ganz hübsch. Eigentlich normal, aber hübsch. Denn die waren anders als unsere hier, die sich, kaum daß sie die Grundschule hinter sich haben, benehmen, als wären sie achtunddreißig und seit fünfzehn Jahren verheiratet und könnten seit sechs Jahren nicht schwanger werden. Na ja, mit dem Schwangerwerden gibt's im Prinzip kein großes Problem, das ist mir nur so rausgerutscht. Manchmal gehen sie, immer öfter übrigens, weiter zur Schule, auf eine Berufsschule oder technische Hochschule, eine für Verkäuferinnen, und aus denen werden dann Damen, die nicht mal mehr grüßen und so tun, als wohnten sie gar nicht hier, sondern wären bei Angehörigen in Ferien, weil Urlaub auf dem Land in Frauenzeitschriften empfohlen wird. Einmal, als irgendein Tourist so eine fragte, eine, die in der Nähe von mir wohnt, wo die orthodoxe Kirche ist, weil er sie offensichtlich besichtigen wollte, da antwortete sie sogar, sie weiß es nicht, weil sie nicht hier wohnt, sondern im Moment nur bei einer Freundin zu Besuch ist. Ich hätte beinah losgelacht, denn ich kannte sie noch aus der Grundschule, und als ich einmal an der Remise vorbei ging, da war gerade Disko, und jemand hatte dort einen Polonez geparkt und vögelte sie im Auto, und sie stöhnte nicht, sie brüllte, als würde er sie umbringen, und zwischen einem Seufzer und dem nächsten bat sie ihn sogar um etwas, aber er hörte nicht auf sie, der hatte was Besseres zu tun als auf jemand zu hören.

Aber kommen wir auf dieses ganz normale Mädel zurück und den Jungen, die ich beobachtet habe. Ich ging nämlich gerade mit dem Pferd raus, das ich auf die Wiese führen wollte, damit es ein bißchen laufen kann, von Zeit zu Zeit muß das sein, ich schaue, und da, direkt am Fluß, wo die Weide war, die es nicht mehr gibt, weil am Tag danach das Wasser kam und sie mitriß wie ein Hölzchen, das in der Erde steckt, da drückte er sie an diese Weide, sie hatte ein Bein auf der Erde, das andere hielt sie hoch, und an dem hielt er sie fest. Und ich wurde traurig, daß ich nicht an seiner Stelle war, aber andererseits war ich ganz gerührt, weil ich mich noch erinnere, wie ich so alt war wie die beiden. Sie waren so jung und offen, es war angenehm, ihnen zuzusehen, und ich hatte nicht mal einen Steifen, denn hier ging es um ganz was anderes. Um Freude und tiefere Gefühle. Ich hätte fast geweint. Es waren Pfadfinder, sie machten jede Nacht ein Lagerfeuer und sangen blöde Lieder, beim Lagerfeuer tranken sie nicht, aber nachher, wenn ihre Chefin schlief, holte jeder eine Flasche aus dem Rucksack, die in der Slowakei gekauft war, die konnten ja dorthin fahren, warum auch nicht, die hatten ja keinen vermöbelt. Und sie soffen. Am Morgen wurden sie geweckt und hatten einen Kater. Die waren halbtot. Und diesen Jungen, der sich an der Weide mit dem Mädchen amüsiert hat, lächelte ich immer an, ich wollte ihm zu verstehen geben, daß ich alles weiß, daß ich es gesehen habe und ihn für einen tollen Kerl halte. Ich habe ihm sogar gesagt, wenn er es ganz bequem haben möchte, kann er zu mir nach Hause kommen, um mit ihr zu schlafen, in einem extra Zimmer, in einem Bett, wie ein altes Ehepaar, niemand wird sie stören, sie werden sich nach Belieben miteinander vergnügen können. Aber ich hatte da auch meinen Plan, das hab ich ihm natürlich nicht gesagt, sonst wäre er sicher nicht einverstanden gewesen. Ich konnte nämlich illegal in dieses Zimmer schauen, durch ein Loch im Boden vom Speicher. Ich freute mich, daß er einverstanden war, denn ich sah mich schon, wie ich durch diesen Spalt linse, die beiden sehe und mir vorstelle, ich wäre der Junge da unten. Später tat mir alles weh von diesem Liegen auf den Brettern, am meisten der Hals, und als ich mich schon sattgesehen hatte, waren sie immer noch nicht fertig, ich wurde ganz schläfrig von dieser Monotonie, diesem Rhythmus, und als ich in mein Bett ging, da wiegten mich die gleichmäßigen Schläge gegen die Wand in den Schlaf, dieses einschläfernde Klopfen, das sich in regelmäßigen Abständen wiederholte und weder schneller noch langsamer wurde, und als ich eingeschlafen war, träumte ich von dem Mädchen und mir, wie ich durch das Loch schaue und sie und mich sehe, wie wir auf dem Bett alles noch mal machen, was sie vorher mit dem Jungen gemacht hat. Deshalb habe ich so lange geschlafen, der Traum war angenehm, und ich wollte gar nicht aufwachen, ich wollte nur diese Lust verlängern, die Augen geschlossen haben und nichts von dem spüren, was wirklich ist.

Aber als die Flut kam, als die Flüsse aus ganz Polen in den Kessel flossen, in dem sich mein Dorf befindet, da waren sie schon in Sicherheit, nur ihre Rucksäcke waren naß, und einen hat das Wasser wohl mitgenommen. Und in der Scheune war ein überdachtes Schwimmbad mit Ventilation entstanden, denn es war auch windig. Alles schien unbeständig und vergänglich zu sein. Als hätte es gar keine Bedeutung, daß etwas existiert. Denn die Dinge, die bis dahin da waren und gehalten hatten, die man sehen und anfassen konnte, hörten plötzlich auf zu existieren, es genügte, daß diese braune Masse sie streifte, die das Flußbett ganz ausfüllte und noch darüber hinauskroch, immer mehr. Mein Haus war sicher, nur der Keller wurde ein bißchen überschwemmt. Aber die, die weiter unten wohnen, hatten Pech, obwohl ich ihnen half, es gab ja eine richtige Aktion für Flutopfer. Wie im Fernsehen, die Leute reichten einander Sandsäcke, und ich fühlte mich wie der Held einer Live-Berichterstattung im Fernsehen, nur daß gar kein Fernsehen da war, alle ringsum fluchten, und keiner weinte. Nicht einmal die alten Weiber heulten, sie schimpften nur wie die Rohrspatzen. Das Wasser überraschte alle, es rauschte herunter, als würde jemand Bomben werfen. Bum – und aus. Leck die Katz am Arsch. Am schlimmsten sah die Brandung beim alten Walzwerk aus, das war aus Beton und existierte schon so lange, daß man dachte, daran kann nur der liebe Gott was ändern. Aber das, was der Fluß mit ihm machte, war wie im Märchen. Ich stand dort am Ufer und schaute zu, was da passierte, ich kuckte mir das an wie die Abendausgabe der Nachrichten. Denn dieses Walzwerk war eben schon immer da. Im Sommer gingen alle dorthin baden, das war unser örtliches Bad, unser Strand. Und das Wasser hat diese Betonmassen zusammengedrückt, als wäre das Ding ein Personenwagen, der frontal mit einem TIR zusammengestoßen ist. Und als ich dort am Ufer stand und mir diesen Weltuntergang anschaute, der gleichzeitig die Hölle war, man hätte Fotos machen sollen und sie dann in die Bibel kleben, da sah ich, wie diese Kraft umdrehte und mit sich selbst kämpfte, ich sah, wie stinksauer Gott auf die ganze Welt war und wie er aus dieser Wut Strudel machte, die nur durch ein Wunder nicht das ganze Dorf eingesaugt haben. Denn die hatten keinen Grund und Boden, die hatten nur ein Oben, kein Unten, ein Loch ohne Sack darunter. Da hätte alles reingepaßt, auf der Stelle, ohne zu warten, bis es an der Reihe ist. Sogar große Bäume, das Wasser riß sie ganz heraus, es teilte sie nicht in Stücke, sie schwammen als Ganzes, gerieten in die Mitte des Strudels, und was dann mit ihnen passiert ist, weiß man nicht so genau, es gab nur ein großes Gluckern, ein großes Schäumen. Und als es aufhörte zu brodeln, gab es keine Bäume mehr, was weiterfloß, waren nur Splitter, Zweige und Blätter, die überhaupt nicht aussahen, als wären sie vorher ein Baum gewesen. Sie sahen aus, als wären sie schon immer Abfall gewesen, wie er ständig im Fluß schwimmt und am Ufer liegen bleibt, wenn das Wasser fällt.

Als ich da stand, kam ein Kumpel von mir, einer, der älter ist als ich und seriöser; er trinkt nicht, er hat Familie und einen Betrieb, bei ihm hat's geklappt im Leben. Wir schauten zusammen zu, und danach sagte er, er hätte bisher erst einmal so etwas gesehen, aber auch nicht ganz, denn damals sei das alles kleiner gewesen, aber trotzdem genug. Und ich merkte, wie er sich gegen die Tränen wehrte, er wollte ein Mann sein, aber die Tränen kamen ganz von selbst, und er kämpfte gegen diesen Wolkenbruch in sich, schließlich war da auch ohne ihn schon genug Wasser. Aber es war zu stark, er heulte, wie andere Leute schwitzen. Man merkte, wie er sich quälte, aber sein Gesicht sah normal aus, nur rannen ihm die Tränen über die Wangen. Und ich fühlte mich blöd, denn ich dachte, jetzt weint der vor einem Säufer, der im Vergleich zu ihm eine Null ist. Aber ich wußte warum, ich wußte genau, warum er da steht und in den Fluß starrt, sich nicht rühren kann, mit sich kämpft und sich an etwas erinnert. Als er sechzehn war, ging er mit seinem Vater zu den Kühen, damals regnete es auch, der Fluß war angeschwollen und hatte eine andere Farbe, sie mußten über einen Steg gehen, den der Vater gezimmert hatte. Aber es war keine solide Brücke geworden, weil er am Holz gespart und nur ein Brett genommen hatte. Und als sein Vater das Wasser überquerte, ging etwas schief, die alten, speckigen Gummistiefel rutschten auf dem nassen Holz aus, und der Junge starrte dorthin, als wäre das ein schlechter Scherz, und begriff nicht, daß sein Vater in den Fluß gefallen war und nie mehr rauskommen würde. Und als er den Vater, im Bruchteil einer Sekunde, während die Zeit stillstand, ins Wasser fallen sah, da lebte er eigentlich schon nicht mehr. Und der Sohn stand da und glotzte nur, er hatte sogar den Mund offen, aber er atmete nicht, denn die ganze Luft war im Wasser verschwunden, zusammen mit seinem Vater. Und er rannte ihm nach und schrie, aber es war schon aus, denn in dem Moment, als der Vater in diese braune Farbe eintauchte, war da nur noch der Fluß, und dem Sohn kam es vor, als wäre er allein hierher gekommen und der Vater sollte erst später dazustoßen, denn alles sah so ganz normal aus. Und als er dann auf dem Heimweg war, deutete nichts darauf hin, daß sein Vater gerade mitten in den Fluß gefallen und davongeschwommen war, und er lief am Ufer entlang, er konnte nur laufen und laufen, wozu hätte er sich auch hineinstürzen sollen. Und ich wußte, als er dort mit mir stand, da sah er statt der Bäume, die immer wieder in den Strudel gerieten, jedes Mal seinen Vater, der mit diesen verdammten Gummistiefeln ausgerutscht war. Er sah, wie er versank und einfach weg war.

In der Nacht fühlte ich mich, als wäre Krieg, denn es rauschte immer noch, und ich hielt mir unter der Decke die Ohren zu, um dieses Geräusch nicht in meinen Kopf zu lassen.

Und am Morgen war es auch wie im Krieg, nur schon danach. Als hätten sie über Nacht einen Waffenstillstand unterschrieben oder als wäre Gott nüchtern geworden und nicht mehr so stinksauer. Der Fluß sah ganz unschuldig aus, er wand sich auf dem Grund dessen, was er am Tag zuvor ausgehöhlt hatte, auf dem Grund dieser nicht fertiggestellten Autobahn, als wären die Mittel für den weiteren Ausbau gestrichen worden, und man müßte das, was schon gebaut worden war, vernichten, damit niemand den Bau vollendet und sich dann vor den nächsten Wahlen den Erfolg zugute schreibt. Als wäre dort alles evakuiert worden, mitsamt den ganzen schweren Geräten.

Dem Fluß ging alles am Arsch vorbei. Ich lief durch den ganzen Ort, alles hatte sich verändert, und ich konnte mich nur schwer an das neue Dorf gewöhnen, es war einfach fremd am Anfang, und wohin ich auch schaute, nichts von dem, was ich sah, war mir bekannt.

In der Umgebung fehlte entschieden etwas, und dieser Mangel, diese Leerstelle, das war wohl das Fehlen von Kraft. Die Landschaft konnte einfach nicht verstehen, daß sie jetzt wieder für Jahre statisch und unverändert sein würde, daß die Kraft verschwunden war. Obwohl ein Teil davon in die

Dinge eingezogen war, die waren wie mit sanfter Gewalt aufgeblasen. Sie hatten sich durch die Berührung mit der braunen Masse angesteckt, das genügte, mit dieser Lepra von Kraft. Und um das vertiefte und verbreiterte Flußbett herum war eine Nullzone. Nur Gras war da, das sich an die Erde schmiegte, das war seine Rettung. Und jede Menge Schlamm, Hölzchen, Splitter und so eine räudige Hundeleiche, die an der Brücke hängengeblieben war. Alles verdreht und miteinander vermischt. Ein Laden, in dem man alles kaufen kann. Denn aus dieser Pampe standen noch Farben heraus, Teile von Plastikspielzeug, Knochen, um Stöckchen gewickelte Lappen, löchrige Töpfe und Scherben von kaputtem Geschirr, Kleider und Plastiktüten. Als wäre das kein Flußbett, sondern eine wilde Müllhalde von kommunalem und radioaktivem Abfall. Ich schleppte mich diesen Weg der Zerstörung entlang und war traurig; der Fluß hatte die besten Plätze zum Fischen kaputt gemacht und zum Baden im Sommer. Jetzt war er schmal wie ein Bach, als hätten weiter oben ein paar Leute und ein paar Kühe gepißt. Vielleicht hatte er sich erschöpft, war über sich selbst hinausgewachsen und mußte dafür büßen, indem er auf die Größe von Pisse schrumpfte.

Und ich habe, wie schon gesagt, überhaupt nicht verstanden, wie etwas mein Dorf so verändern konnte. Aber jetzt bin ich daran gewöhnt, und im Übrigen hat sich jetzt alles irgendwie ausgeglichen. Jetzt ist es unbegreiflich, daß es früher anders war, denn es kommt mir vor, als wäre das, was man sieht, schon immer dagewesen.

Ewige Ruhe

Ich sitze an dieser Haltestelle, und jetzt fällt mir ein, daß wir viel mehr gewesen sind: Karczak, der Elektriker, mein Vater, Jasiek. Und nur mein Vater ist normal gestorben, im Bett, nüchtern, er wußte, daß es bald soweit ist und beichtete, irgendwie hat er das schon viel früher gespürt, denn er war seit zwei Wochen nüchtern und lief ständig irgendwo rum, als wollte er sich von allen Orten verabschieden, die er kannte. Gesprochen hat er kaum, er hat mit niemandem geredet, nur durch den Wald ist er gestreift mit seinem Hund, der nächtelang gebellt hat, bis die Leiche unter der Erde war, und dann riß er sich von der Kette los, und keiner konnte ihn finden, erst als ich an Vaters Grab ging, saß er da, leckte sich die Pfoten und schaute mich an, und mir wurde ganz anders, denn seine Hundeaugen sahen plötzlich ganz menschlich aus, und ich begriff, daß er alles verstand, das mit dem Tod, wie ein Mensch. Und später, als ich ihn nach Hause mitnehmen wollte, haute er ab und trieb sich herum, manchmal kam er noch zum Grab, aber irgendwann nicht mehr, und jetzt wird er wohl auch nicht mehr leben.

Mein Vater hat sich mit allen versöhnt und ist ganz ruhig gestorben, nur gehustet hat er ein bißchen, dann hat er aufgehört, und das war's. Und ich weiß, daß es von uns allen nur ihm gelungen ist, so zu sterben, daß es bei mir und Pietrek und bei den anderen so sein wird, daß wir sterben, wie wir leben. Da wird plötzlich innen drin was platzen, ganz unverhofft, die anderen werden denken, derjenige wäre eingeschlafen, und werden weitertrinken, und einer von uns wird schon tot sein.

Und wenn das Holz, aus dem die Haltestelle gebaut ist, das alles zurückwirft, was ich sage, wenn sich nichts verändert, wenn keiner hier an der Straße vorbeigeht, dann denke ich mir aus, daß gleich einer von denen, die nicht mehr leben, kommen wird, sich neben mich setzen und dumm stellen, das heißt, so tun, als wäre nichts geschehen, als hätten ihn nicht zwei Autos umgefahren, so wie Karczak. Und der, der dann kommt, wird vielleicht selbst nicht wissen, daß er nicht mehr lebt, daß für ihn schon alles zu Ende sein und aufhören müßte zu existieren. Aber er wird, wie zum Trotz, über junge Touristinnen quatschen, über ihre knackigen Ärsche, wie sie sie rausstrecken und wackeln, wie rund sie unter den Röckchen und kurzen Hosen aussehen, und was er machen könnte, wenn die eine oder andere von ihnen sich ihm hingeben würde. Und ums Verrecken wird er nicht kapieren wollen, daß er jetzt nicht mehr so reden kann, weil es ihn gar nicht mehr gibt, weil er nicht mehr lebt und man ihn aus allen möglichen Karteien und Registern gestrichen hat. Er wird gar nicht zuhören, sondern sich über seine Frau beklagen, daß sie dick ist und nicht mehr mit ihm schlafen will, weil sie meint, sie ist zu alt für diesen Firlefanz, er soll doch, wenn er will, eine von denen anbaggern, die im Sommer kommen, aber das wird ihm sicher nicht gelingen, weil er dazu zu alt und zu blöd ist. Und so wird er sich über alle der Reihe nach auslassen und sich beklagen, und vielleicht zieht er dann ein Fläschchen Wein raus, das er kurz vor dem Tod gerade im Gürtel stecken hatte, trinkt einen Schluck und will dann mir die Flasche geben, aber ich nehme sie nicht, denn der Wein lebt ja auch nicht mehr. So ein Wein ist nur für Leichen, der killt die Würmer und konserviert das Fleisch, damit es nicht so schnell kaputt geht.

Aber es kommt keiner, und ich denke mir, im Prinzip ist es ziemlich übel, denn es fehlt an allem, und das, was fehlt, ist wichtiger als das, was da ist. Denn das, was jetzt da ist, scheint gleichgültig zu sein, es nützt weder was noch tut es besonders weh. Aber zu dem, was nicht da ist, aber da sein könnte, hab ich, emotional gesehen, eine hervorragende persönliche Beziehung. Zu Zigaretten zum Beispiel oder zu einem Fläschchen Wein oder auch Bier, zu Pietrek oder jemand anderem. Ja, und sie alle haben das unverhofft getan, extra, um die Leute mit einer vollendeten Tatsache zu überraschen – ein lautloses zack, bum und tot. Aber den Leuten fällt es schwer, das zu glauben, und sicher kommt es ihnen, wenn jemand stirbt, so vor, als wäre das nur zum Spaß, und wenn sich die ganze Sache, mit den Umständen des Exitus und so weiter, beruhigt hat, wenn die Leiche unter der Erde und in der Kirche alles geregelt ist, wenn schon ausgezahlt ist, was derjenige, der gerade gestorben ist, im Laufe des Lebens angesammelt hat oder auch nicht, und wenn der ganze Zirkus endgültig vorbei ist, dann wird die Leiche, wenn auch nicht unbedingt nach drei Tagen, wieder da sitzen, wo sie immer gesessen hat und tun, was sie immer getan hat, und überhaupt – niemand weiß von nichts.

Wenn jemand stirbt, sticht vor allem der Platz in die Augen, den er hinterlassen hat, als hätte er ein Stück Landschaft rausgerissen, und durch dieses Loch fällt jetzt ein Licht und blendet so, daß man gar nicht hinschauen kann. Es ist überhaupt nicht so, wie wenn man was ausradiert, was mit Bleistift geschrieben ist, und da bleibt nichts übrig, nur das saubere Blatt, und dann kann man wieder was draufkritzeln, ohne sich darum zu scheren, was da vorher war.

Aber auf Beerdigungen gehen alle, und das ist tröstlich, vielleicht kommen also zu meiner Beerdigung genauso viele Leute wie zu anderen. Sie kommen aus dem umliegenden Dörfern zusammen, in der Kirche ist ein Gedränge wie an großen Feiertagen, in der Mitte der Sarg, und in den ersten Reihen die ganze Familie in Schwarz; immer kann jemand die Tränen nicht zurückhalten, auch wenn der, der gestorben ist, der größte Arsch, der größte Drecksack war. Eine Frau weint um ihren Mann, auch wenn er sie jede Nacht mit dem Kabel vom Bügeleisen geschlagen hat, wenn er sie mit Zigaretten verbrannt hat oder sie das ganze Leben mit ihm dazu verdammt war, über die Treppe zu stolpern oder mit dem Kopf gegen die Stalltür zu schlagen. Und mitten in der Kirche riecht es schon ein bißchen. Es mischt sich mit Weihrauch, und das ist der Geruch der ewigen Ruhe. Süßlich und klebrig, übergießt er die ganze Kirche und wird mit steigender Temperatur intensiver. Und dann nehmen die Stärksten die Kiste auf die Schultern und tragen sie raus auf die Pritsche. Und alle gehen langsam hinterher, der Pfarrer voraus, und das ganze Dorf ist leer, weil alle bei der Beerdigung sind, die Zigeuner könnten die ganzen Teppiche stehlen, aus jedem Haus. Und dieses Band von Menschen, das geht nicht, sondern fließt sozusagen, als würde der Wind es sanft von Grube zu Grube schaukeln, und am Ende des Bandes ist das Mitgefühl mit der Trauer um den Verstorbenen nicht mehr so groß, mit der schwarzen Verzweiflung über den Verlust, die Frauen reden darüber, was es zum Mittagessen gibt, wieviel ein Kilo Zucker in der Stadt kostet, und die Männer bilden den Schluß des Zuges und rauchen heimlich; sie verbergen es vor den Frauen, vor dem Pfarrer, vor dem toten Kumpel, obwohl er ja im Sarg liegt und sowieso nicht mehr lebt, sie verdecken die Zigaretten mit der Hand, reden über das Wichtigste, darüber, daß der Typ schwer in Ordnung war, daß man nichts Schlechtes über ihn sagen kann, im Übrigen redet man über Tote nicht schlecht, schließlich ist keiner ein Heiliger, und daß man mit ihm immer einen trinken konnte, daß die Frau, die er vor dem Schlafengehen immer mit diesen Holzscheiten schlug, mit denen man den Ofen heizt, es so schlecht auch nicht mit ihm hatte. Und dann stehen alle zusammen um das ausgehobene Loch herum, jeder wirft eine Handvoll Erde rein, steht noch einen Moment da, starrt auf das Grab, denkt daran, was für ein Film heute im Nachtprogramm kommt, und geht nach Hause. Die Männer für sich, die Frauen für sich.

Außerdem lebt der Friedhof noch im November auf, wenn es draußen grau ist, regnet und das Wetter genauso ist, wie der Feiertag genannt wird, das heißt, der Totensonntag. Zu Allerseelen kaufen die Leute Grablichter und stellen sie auf, sie beten, stehen da und überlegen, wie lange man sich noch über das Grab beugen soll, damit alles seine Richtigkeit hat, und sie werden sogar ein bißchen traurig, als würden sie noch einmal erleben, wie der Mensch war, bevor er gestorben ist. Und diese Totenlichter kann man von weitem sehen, sogar wenn es windig ist, jetzt machen sie nämlich solche Kerzen, denen ist es piepegal, ob der Wind weht oder nicht.

Und jetzt denke ich, welcher Tod wohl besser ist, und ob es überhaupt einen besseren oder schlechteren gibt, und ich weiß es selbst nicht, weil mir langsam alles durcheinander kommt, ich möchte etwas sagen, aber ich weiß nicht was, und so quatsche ich also diesen Stuß, um die Zeit totzuschlagen, damit sie schneller macht und an die Stelle gelangt, wo jemand kommt und mich rettet, denn ich weiß nicht, wie lange ich das noch aushalte, jetzt denke ich schon an Friedhöfe, an den Tod, an die Verstorbenen.

Karczak hatte einen Tod wie aus einem Actionfilm, da reichte ein Auto nicht, und ich bin sicher, wenn er die Räder überlebt hätte, die ihn überfahren haben, hätte er später damit geprahlt und gesagt, daß selbst wenn ihn zwei Autos, das heißt, acht Räder überfahren hätten, dann hätte ihm das, verdammt noch mal, nichts ausgemacht, denn er ist keiner von diesen Schwulen, die in der FSO, der Autofabrik, den Arsch hinhalten, sich dann noch bedanken und zum Schluß höflich sterben, damit man nicht den Eindruck hat, in der Autofabrik würden Schwule arbeiten, dabei ist der größte Schwule der Vorsitzende der Firma, und der Konstrukteur des Polonez ist kein bißchen besser. Denn das erste Auto, das in Karczak reingefahren ist, war angeblich ein Polonez, und der ist dann weggefahren. Und Karczak hätte tatsächlich gar nichts passieren müssen, ein leichter Schubs, aber er war halt schon furchtbar müde, und so ist er auf der Straße eingeschlafen, da, wo er hingefallen ist, und er schlief selig, denn es war eine warme Nacht, aber das nächste Auto war ein Maluch, ein kleiner Fiat mit zwei Kids drin, die sind über ihn drübergerauscht wie über ein Schlagloch, denn Karczak hatte einen schwarzen Mantel, und als er dort einschlief auf der Straße, deckte er sich total damit zu, und das war wie bei David Copperfield oder diesem Zauberer von Oz, denn er ist völlig verschwunden und mit dem Asphalt zusammengeschmolzen. Die Jungs haben sich total gewundert, da fahren sie ganz normal, im Hintergrund spielt Musik, die Mädels warten in der Diskothek, gleich geht das Tanzen los, das Fummeln, das farbige Licht aus den Scheinwerfern, und da sind plötzlich Schlaglöcher, wo vorher keine waren, na ja, und das war der volle Reinfall, denn es stellt sich raus, daß das kein Loch ist, keine Unebenheit oder Gebirgsbildung, sondern der schlafende und dann sterbende oder sowieso nicht mehr lebende Karczak, wahrscheinlich war er ja schon tot, toter geht's nicht. Jedenfalls ging es im Schlaf zu Ende mit ihm, und vielleicht hat er es nicht mal gemerkt, er hatte offensichtlich Glück, man kann ihn nur beneiden darum, daß der Tod kam, als er schlief.

Ich sah das später am Gesicht, als er schon im Zimmer lag und der ganze Raum nach leicht angefaultem Obst roch, nur ohne Gärung, als wäre nur das Süße übrig, und er lag da wie ein wichtiger Herr, hielt eine brennende Kerze in der Hand und hatte einen leicht verschossenen Anzug und Papierschuhe an, solche für den Sarg, und das Gesicht sah so aus, daß er im Schlaf gestorben sein muß, und sicher hat er von irgendwelchen Mädels geträumt, die um ihn herumtanzen und ihm auf dem Schoß sitzen, und er kann darauf entsprechend reagieren, alles funktioniert, wie es funktionieren soll, und überhaupt ist es wie in der Bierwerbung. Und sein ungeniert zufriedenes Gesicht paßte überhaupt nicht zu seiner Frau, die total verweint war, zu den Leuten, die ringsum knieten, denn er sah wirklich aus, als hätte ein Engel im Himmel ihm einen geblasen, ganz offensichtlich war er noch mit seinem Körper verbunden, der nahm noch auf, was sich in seiner Seele abspielte. Na, aber das hat er auch verdient, und ich wünsche ihm, daß er in seinem Himmel zwanzig Engel hat, die nur dazu delegiert sind, Karczak auf irdische Weise zu amüsieren, vielleicht fünf, die ihm Wein eingießen, und zwei, die nackt vor ihm Bauchtanz machen. Na ja, und dann haben sie den Sarg geschlossen, damit man nicht sehen konnte, was ihm durch den Kopf ging, als er dann gegenüber dem Gesundheitszentrum lag, wie glücklich er war, und vielleicht ist der Moment des Todes ja sogar mit einem anderen Moment in seinem Traum zusammengefallen, mit einem ebenso explosiven.

Und dann war er nicht mehr da, und ich durfte gar nicht daran denken, daß ich ihn nie wieder sehen werde, wie er im Laden Zeitung liest, daß er mir nie mehr erzählen wird, wie schön früher alles war, als alle Arbeit hatten und Geld da war; jeder hatte seinen Platz in der Welt, und der Staat brauchte jeden, nicht wie jetzt: Verreckt doch alle, was geht uns das an, wenn ihr nichts könnt, verdammt, gewöhnt euch dran, ihr faulen Säcke, daß euch niemand was schenkt, das ganze Leben habt ihr geklaut, ihr Arschlöcher, jetzt geht das nicht mehr, und ihr krepiert vor Hunger, ihr Scheißer, für Wein habt ihr immer Geld, aber für Essen nicht, an die Arbeit, ihr schwulen Schweine, es reicht für alle, aber ihr müßt euren festgewachsenen Arsch hochkriegen, in die Stadt, zum Amt, ihr müßt nur acht Stunden am Tag am Schalter stehen und auf die dicke Beamtin hören, die Komplexe hat und ihre Periode nicht regelmäßig kriegt, ihr müßt nur jeden Tag im Arbeitsamt Schlange stehen, für Wein reicht's, aber für Busfahrkarten nicht, am liebsten sitzt ihr da und jammert und wartet, bis euch jemand was umsonst gibt! Und Karczak hat mir immer von der schönen Vergangenheit erzählt, obwohl, ich weiß ja aufgrund meines Alters auch noch so manches, aber Karczak war früher Buchhalter in der LPG, und überhaupt war er im Prinzip gebildet, er kannte sich aus in der Welt, wußte, welcher Präsident welche Premierminister mag, welche Staaten sich mögen, welche gegenseitig exportieren und was, überhaupt war er gewieft in diesen Sachen. Der ist vor neun zur Haltestelle gegangen, und wenn der Bus kam, hat er die aktuelle Zeitung eingesammelt und sie in den Laden gebracht, damit Kryśka nicht los muß, denn der tun immer die Beine weh, ja, deshalb mußte Karczak die Zeitung nicht kaufen und konnte umsonst lesen, soviel er wollte. Deshalb wußte er alles und hatte immer seine Meinung. Ich glaube, er konnte sogar Deutsch. Und er erinnerte sich genau an die Zeit, als er elegant angezogen war und eine wichtige Stellung hatte, und im Laden gab es immer Fleisch und Klopapier für ihn. Und später las er nur noch Zeitung und bekam Rente. Seltsam, wie das eingerichtet und ausgedacht ist, daß, wenn einer stirbt, dann gar nichts mehr ist. Über den eigenen Schwanz kannst du nicht springen. Da ist eine Mauer aus Eisenbeton, und wenn der Mensch da steht, dann kommt es ihm vor, als gäb's ihn gar nicht, als würde er gar nicht existieren, weil eine so große Mauer und er nicht gleichzeitig auf die Welt passen.

Oder Jasiek. Er lief irgendwo rum und starb. Oder Krzysiek. Er hat einen Herzinfarkt bekommen, dabei hat er nicht getrunken und war in meinem Alter. Und dann, als er im Sarg lag, konnten sie das Blut aus Nase und Mund nicht aufhalten. Oder Adam, der Lastwagen fuhr und sich zu Tode gesoffen hat.

Der Elektriker. Vor der Kneipe. Sie dachten, er wäre eingeschlafen, aber das Herz war ihm zerbrochen.

Und ich kann an dieser Stelle praktisch schon darüber nachdenken, wie wir enden werden und wer zuerst. Das wird auf ganz ähnliche Weise geschehen, in einer bestimmten Sekunde sind wir da, und alles scheint normal, und dann wird einem ein bißchen schwindlig im Kopf, man muß pissen oder so, und ich huste zum Beispiel was ab, weil mich was in der Lunge drückt, und in Wirklichkeit sammelt sich das Leben da, und ich huste es raus und spucke es zusammen mit grünem Speichel aus, und wenn mein Leben auf der Erde liegt, dann habe ich keine andere Wahl mehr als zu fallen, mich ans Herz zu greifen oder vielleicht auch nur einfach durch die Luft zu gleiten, machtlos, ohne Kraft, und überhaupt ohne alles.

Solche Gedanken habe ich schon, weil nichts geschieht, weil keiner kommt, keiner vorbeigeht, weil ich allein hier sitze, als würde nur ich hier wohnen oder als hätten sie im ganzen Dorf Plakate aufgehängt, daß heute von der und der bis zu der und der Uhrzeit Bombel an der Haltestelle sitzen wird, also wird darum gebeten, nicht dorthin zu gehen, weil Bombel wie ein Geier auf Geld aus ist für seine schändlichen Alkohol- und Tabakabsichten. Und ich kriege gleich den Koller und fühle mich völlig machtlos, weil ich keinen Bock habe, irgendwohin zu gehen, und am liebsten möchte ich jetzt einen Glasrand spüren, sicher würde ich jetzt den Flaschenhals abbeißen, und wenn sie mir jetzt sagen würden, ich soll wählen, Wein oder Zigarette, ich weiß im Prinzip nicht, wofür ich mich entscheiden würde, denn ich bin völlig durch den Wind und raffe überhaupt nichts mehr.

Feuer

Aber es gibt meine und deine Hoffnung. Es kommt mir vor, als würde ich jetzt sehen, wie ein kleiner Junge die Straße entlanggeht, er scheint sogar zu laufen, er schlenkert mit den Beinen und verschwindet einfach irgendwo, und es wird nichts draus, daß ich ihn zum Beispiel beim Namen rufe, und er würde zu mir kommen und sagen, daß er gerade ein Päckchen Zigaretten gefunden hat, das auf der Erde lag, nur daß die Schachtel ein bißchen schmutzig ist, aber er kann sie mir alle geben, es sei denn, der Dreck stört mich, und er würde mich mit seinen naiven blauen Augen anschauen und die Nase hochziehen, denn in seinem Alter haben alle die Ellbogen aufgeschürft und Schnupfen. Aber nein, das denke ich mir nur so in dem Moment, wo der Kleine verschwindet, als hätte es ihn nie gegeben, als hätte ich ihn mir nur eingebildet. Aber ich kenne ihn, und er tut mir leid, seiner Oma ist nämlich das Haus abgebrannt, und sie hatte Kühe, die schrecklich laut brüllten wegen der Hitze und dann wegen den Flammen selber, denn man schaffte es nicht, die Tiere rauszuholen, und alle aus dem Dorf, die neben dem Feuer standen, mußten dieses Echo vom Weltuntergang hören, das Heulen und Zähneklappern. Aber seiner Oma ging es noch verhältnismäßig gut, denn in dem Haus waren keine besonderen Möbel, nur die Dollars, die sie seit über zehn Jahren auf dem Dachboden hortete, sind verbrannt.

Das Schlimmste war, daß sie die Dollars schon fast vergessen hatte und alles in Ordnung gewesen wäre, wenn sie nicht seit einer Woche so einen Kräutertee aus der Apotheke getrunken hätte, fürs Gedächtnis, und schließlich, als es aussah, als hätte sie sich schon mit dem Brand abgefunden und die Strafe Gottes demütig auf sich genommen, da erinnerte sie sich an diese Dollars. Und alle dachten, sie sei verrückt geworden, denn die Erinnerung setzte so plötzlich ein, daß alle überrascht waren. Sie kam gerade aus dem Laden heraus, kurz nachdem sie Brot gebracht hatten, und alle, die in der Schlange standen, konnten es sehen.

Sie begann gleichzeitig zu weinen und zu lachen, und dann ließ sie solche Flüche los, daß es mir leid tat, daß ich nicht so schnell schreiben konnte oder ein Tonband zur Hand hatte und damit die Möglichkeit, das alles aufzunehmen und es dann auswendig zu lernen, und wenn jemand mich nerven würde, könnte ich ihn dann so verfluchen, wie die Alte die ganze Welt verflucht hat. Und dabei wurde sie jünger, sie warf ihren Stock in den Graben, und ihr Gesicht wurde rot und angespannt, bis die meisten Falten verschwunden waren und durch das Alter wieder die Frau durchkam, die es gar nicht mehr gab und die einmal sehr schön gewesen war.

Aber sie zählte nicht zu den am meisten Geschädigten, denn in ihrem Wohnzimmer gab es nicht viele Sachen, um die es schrecklich und außergewöhnlich schade gewesen wäre. Ein alter Fernseher, ein gutes Federbett, vier Decken, zwei Kissen, eine Kredenz, ein Tisch, Löffel und anderer Kram. Sie war allein, aber sie hatte jemand, wo sie wohnen konnte, neben ihr hatte nämlich ihr Sohn gebaut, und zu dem konnte sie ohne Problem.

Wie gesagt, ihr ging es nicht am schlimmsten. Da sind noch diejenigen, die jetzt in dem ersten gemauerten Haus wohnen, das gleich nach dem Krieg 1947 in meinem Dorf gebaut wurde, denn die Besitzer des Hauses, der Mann und seine Familie, wohnten da nicht lange drin, die mußten nämlich, kurz nachdem sie eingezogen waren, weg von hier, sie wurden zum Teufel geschickt, sie hatten nur eine Stunde zum Packen, und alles wurde von Soldaten bewacht.

Und die, die jetzt dort wohnen, hatten früher ein schönes Holzhaus, in dem, wie sich herausstellte, die Elektroinstallation defekt war. Da ist ein Funken aus dem Kabel gekommen, sagten sie. Und als es in der Nacht brannte, da sangen die Leute: »Vor Feuer und Wasser schütze uns, Herr«, aber Gott war offensichtlich anderweitig beschäftigt, denn einen Monat danach gab es eine große Flut, das heißt das Wasser, vor dem er hätte schützen sollen. Ein Glück, daß alle gerettet wurden, denn die haben einen kleinen Sohn und eine Tochter. Und ihre Mutter, die mit dem Vater im Bett lag, träumte, sie würde keine Luft bekommen und sehen, wie die Wände brennen, und als sie aufwachte, reagierte sie gar nicht gleich, weil sie dachte, sie kann doch nicht einfach aufwachen, wenn ihre Wohnung brennt, sie dachte, es brennt nicht wirklich, das kann doch nicht sein, daß ausgerechnet ihr Haus brennt, wo es im Dorf doch so viele andere gibt. Aber schließlich begann sie zu brüllen, und ihr Mann erledigte den Rest. Er holte die Kinder raus, mehr schaffte er nicht. Und dann standen sie alle, Mann, Frau und Kinder, eng zusammen, drückten sich immer wieder und weinten, weil sie lebten und weil das Haus brannte, vor Glück und Unglück zugleich.

Brände sehen immer gleich aus und hören sich ähnlich an. Es sieht aus, als würde so ein Haus mit Röntgenstrahlen durchleuchtet, denn man sieht sozusagen die Knochen und das Innere unter einem rot-gelben Deckel, und dieses Gelb ergießt sich überallhin und ist wie riesiger dichter Dampf, den der Wind formt. Manchmal brechen größere Teile ab und erlöschen sofort, denn ohne Haus ist das Feuer nichts. Und man sieht, was für ein Schmarotzer es ist, wie es das Holz frißt, die Vorhänge und die Couchgarnituren, auf Raten gekauft, ohne Bürgschaft und Anzahlung, man sieht, wie es das alles frißt und sofort verarbeitet, sofort wieder rausscheißt und auskotzt, in etwas Ungreifbares verwandelt, in etwas, was man nicht greifen kann, in etwas, was sofort in den Himmel fliegt, etwas, was es gar nicht in Wirklichkeit, sondern nur scheinbar gibt. Und diese Farbe dreht sich, wickelt sich um sich selbst und verbreitet so einen Geruch, daß man im ganzen Dorf noch zwei Tage lang den Brand und das Unglück riecht, daß man diese Leute riecht, die gebrüllt haben, als ihr Leben in Flammen aufging, alles, was sie hatten, daß man in der Luft spürt, wie sie daneben standen, diesen Blick spürt, und wie ein Typ schrie, man soll helfen, Wasser draufschütten, und die Leute schauten nur zu, die Männer hielten ihn zurück, damit er nicht ins Feuer rennt, und die Frauen sangen, Gott soll uns vor Wind, Wasser und Feuer bewahren, soll uns erlösen und aus Ägypten führen, aus der Gefangenschaft. Und aus den Menschen, die daneben stehen, fließen Schatten, die nicht wie die von der Sonne oder vom

Mond sind, die liegen nicht flach und unbewegt da, sondern tanzen beim Anblick des Brandes wie indianische Medizinmänner um das Feuer. Und wenn es spät in der Nacht ist, dann färbt das Feuer alles rot und beleuchtet dieses Rot, so wie in der Diskothek die Lampen nur das Weiß beleuchten, und alle sehen noch viel erschrockener aus. Und das Rot beißt sich ins Innere der Dinge und fällt sie von innen an, aber das ist sowieso egal, weil dann alles miteinander zu einer einzigen heißen Farbe verschmilzt, und es gibt nur noch ein einziges rauschendes Etwas.

Ich erinnere mich, daß mein Kumpel, der bei der Freiwilligen Feuerwehr ist, immer zuerst zum Feuer läuft, er klettert auf die Bäume und schneidet Zweige ab, und das Feuer brennt ihn zwar an, aber er spürt nicht viel, weil er vorher immer schnell was trinkt, irgendeine betäubende Flüssigkeit. Und ich, wenn ich daneben stehe und meine Hände und Füße warm sind, als würde ich an einem großen Lagerfeuer stehen und in eine große Flamme schauen, ich bin nie richtig traurig, daß den Leuten ihr Hab und Gut verbrennt, daß sie jetzt ihr ganzes Leben in schwarzen Farben sehen und keine Ahnung haben, wie es weitergehen soll, wo sie wohnen werden und was ihre Kinder in die Schule und in die Kirche anziehen sollen. Ich glotze, das ist alles, ich bin weder traurig noch gleichgültig. Ich gehe ganz in diesem Glotzen auf.

Und vorher hört man immer die Sirene, und dann entsteht ein Kloß im Hals, und man wird unruhig. Am schlimmsten ist es, wenn man sie in der Nacht hört, und oft, wenn es brennt, gibt es Föhn. Die Leute laufen, das Dorf belebt sich, und man merkt, daß etwas Schlimmes passiert, ich gehe vors Haus und sehe einen roten Schein am Himmel, groß und schön, wie das Polarlicht im Fernsehen. Man hört jemand schreien, und dann gibt es einen Moment, wo ich mich am liebsten verstecken würde, damit ich nicht draußen sein muß, wo ich möchte, daß der einzige Bombel auf Erden im Bett liegt und schläft und ihm alles am Arsch vorbei geht. Aber die Neugier und der Wille, sich das anzusehen, ist stärker als Schlaf, Unruhe und Angst.

Na ja, und wenn ich dann so dastehe und schaue, verfluche ich mich im Stillen selber, daß ich nicht in meinem warmen Federbett liege, verbuddelt und abwesend, so wie ich zum Beispiel auch jetzt, um ein naheliegendes Beispiel zu nehmen, schlafen und keinerlei Durst verspüren könnte, dann hätte ich keine Lust zu rauchen, zu trinken, nichts. Das Leben wäre einfacher, und ich müßte mir auch kein Waschmittel kaufen, wie sie einem in der Reklame weismachen wollen, keine Zahnpasta oder Frühstücks-Cornflakes, mit denen man schlank wird und gleichzeitig am Wettbewerb für Gratis-Belohnungen teilnimmt.

Die, die abgebrannt sind, sind Brandopfer. Am Tag darauf geht jemand in alle Häuser und sammelt Geld für sie. Damit sie wenigstens für den Anfang was haben. Manchmal habe ich auch Lust, mein schönes Haus abzufackeln und am nächsten Tag persönlich ganz verheult von Tür zu Tür zu gehen und dann alles zu versaufen, das ganze Geld – für einen guten Anfang. Aber mein Haus ist aus Backstein, es würde sicher nicht brennen, und wenn es kein anständiges Schauspiel gibt, geben die Leute auch kein Geld.

Ich habe ja schon gesagt, daß man den Brand noch zwei Tage lang riecht, es sei denn, es gibt Regen, der wäscht auch den Gestank weg. Er wäscht alles weg, vertuscht es und tut so, als wäre nichts geschehen. Aber auch nicht völlig, denn diese Dämpfe verschwinden nicht ganz, nur daß sie nach dem Regen eher an angesengtes feuchtes Stroh erinnern. Dann ist es noch trauriger. Denn wenn auf Brandreste Regen fällt, bricht das völlige Chaos aus. Vorher konnte man vielleicht noch einzelne kleine Dinge unterscheiden, irgendwas Überflüssiges, was in leicht lädiertem Zustand überlebt hat, eine Puppe mit angeschmolzenem Kopf, mit der seit Jahren keiner mehr gespielt hat, ein Stuhl, auf den sich keiner mehr setzte, weil alle wußten, daß er jeden Moment zusammenbrechen konnte, weil er schon mehrmals geklebt war, irgendwelche angesengten Kleider, in die die Frau seit der dritten Schwangerschaft nicht mehr reingepaßt hat. Und wenn es aus unerfindlichen Gründen regnet, dann immer am Tag darauf, niemand kommt auf die Idee, einen Wolkenbruch zu veranstalten, wenn es brennt, womit der Brand gelöscht und das Problem gelöst wäre. Und der Regen, wenn er dann kommt, macht den Dreck, anstatt den schwarzen Ruß abzuwaschen, noch größer, und dann ist alles gleichmäßig versifft.

Niemand geht dorthin, wozu auch, nur die Kinder durchkämmen die Plätze zwischen verbrannten Balken, denn offensichtlich ist es ein ungeschriebenes Gesetz, daß das Feuer das Eigentum wegnimmt, daß die Dinge dann gleichermaßen allen gehören. Die Rotzlöffel haben ihren Spaß, denn irgendwas findet sich immer.

Und ich sitze hier, und von dem Plaudern ist mir ganz warm geworden, angenehm und gleichmäßig im ganzen Körper, als würde ich jetzt an einem plätschernden Flüßchen liegen und mich in der Sonne bräunen und in dieser angenehmen Wärme ein kühles Bierchen trinken und zu all dem ein Zigarettchen rauchen, von einer feinen, ausländischen Marke.

Doppelte Formel double

Und jetzt ist etwas Neues aufgetaucht, und wie zum Trotz hat dieses Neue in meinem Kopf die Hauptrolle in dem Actionfilm einer US-Produktion übernommen, gleich kommt die erste Szene, Kamera läuft, bitte nicht klatschen und Ruhe am Set. Und alles, woran ich vorher dachte, ist verschwunden, verdammt noch mal, schnipp, und aus das Licht. Und wessen Schuld ist das, erlaube ich mir, mich zu fragen, denn mit mir selber darf ich alles, und selbst wenn ich jetzt aus meiner Unterhose und, was damit einhergeht, aus der Hose, meine Juvenalien herausholen, zwischen die Finger nehmen und mit ihnen wedeln würde, dann gibt's keinen Paragrafen, der mir das im Namen des Gesetzes verbietet. Aber ohne Quatsch, das ist nur so ein Vergleich, damit es klar und verständlich wird, und jetzt bin ich ein dummer kastrierter Bock, denn alle wissen, wenn man einem Männchen das Gekröse entfernt, wenn man ihm die Eier mit Gewalt rausreißt, in Wirklichkeit ist das nicht so drastisch wie in dem Sprichwort: »Es tut weh, als hätte man mir die Eier rausgerissen«, denn dieser Bock ist mit schmerzstillenden Mitteln eingeschläfert worden und spürt nichts, vielleicht merkt er es nicht einmal, obwohl ich das nicht glaube. Wenn man mir die Eier abschneiden würde, könnte ich von einem Dutzend Gläsern Wodka, hundert Gläsern Wein und tausend Gläsern Bier betäubt sein, ich würde trotzdem aufwachen. Und der Bock steht morgens ohne Eier auf und sieht die Welt schwarz-weiß, nichts schmeckt ihm, er spürt nur, er möchte etwas machen, aber er weiß nicht, was, weil er nicht weiß, daß er keine Eier mehr hat. Eine Tragödie für das Tier. Und überhaupt sieht das aus wie ein kosmetischer Eingriff, denn dem Tier wird mit einem Tapetenmesser oder einem Skalpell ein Stückchen Haut eingeschnitten, genau an der richtigen Stelle, gleich unter dem Schwanz, und dann ist es wie in einem Zaubertrick, denn aus der eingeschnittenen Stelle fällt nichts Rundes, da fällt nichts auf die Erde und prallt am Boden ab wie ein Gummibällchen oder dreht sich langsam wie eine große Schrotkugel und sieht aus wie Metall. Es sieht aus, als hätte sich da Eiter gesammelt, als wäre der Bock krank, und der Tierarzt hätte ihm nur das schlechte Blut abgelassen, denn alles, was da rausfließt, ist graubraun, und es stellt sich raus, daß die ganze Welt angeschmiert ist, denn die Eier sehen aus wie Wasser mit Zusatz von naturidentischem Farbstoff und emulgiertem Verdickungsmittel. Und wenn sie fehlen, werden aus den Böcken total blöde Mulis, die überhaupt nicht mehr raffen, was um sie herum passiert. Wenn sie vorher noch halbwegs was kapiert haben – mit den Eiern ist ihnen scheinbar die Seele abhanden gekommen, sogar die Augen werden leer und sehen aus wie aus Glas oder Plastik. Aber was das betrifft, daß ich sozusagen meine Eier verloren habe, das stimmt natürlich nicht, aber ich check das trotzdem lieber mit der Hand ab, weiß der Geier, ob sie mir nicht im Schlaf zufällig abgefallen sind und ich es vergessen habe, weil durch das Fehlen der grundlegenden, billigsten Vitamine in flüssiger Form der Durst jeden anderen Schmerz übertrifft und ich eigentlich völlig betäubt bin. Und dabei fällt mir ein, als meine Alte mich in den Entzug schaffen wollte und mich zum Irrenarzt schickte und ich ihr schließlich sagte, manchmal fühle ich mich, als ob ich keine Eier hätte, da lächelte dieser Doktor so, als wäre ihm von seinen eigenen Eiern gerade eine Metallzange abgefallen. Er fragte mich, wovon ich am meisten träume, und als ich sagte, Rotwein, da machte er ein ernstes Gesicht, und ich mußte mich schwer beherrschen, weil er mich so ekelhaft als Hurensohn beschimpfte, daß ich ihn beinah mit bloßen Händen erwürgt hätte, ohne zu fragen oder um Verzeihung zu bitten. Eiskalt. Aber daran möchte ich mich jetzt nicht im Detail erinnern, weil ich mir die Laune nicht verderben will, die sowieso schon ziemlich scheiße ist, und da werde ich sie mir nicht aus Jux und Tollerei noch mehr versauen, das wäre ja haarscharf daneben. Aber um sie ein bißchen zu heben und alle philosophischen Ängste zu zerstreuen, taste ich mich ab, und alles ist ideal an seinem Platz, wie im Handbuch für Anatomie, eins plus eins gibt zwei mit einem langen Minus.

Na, aber ich weiche schon wieder ab, schon wieder trägt es mich woandershin, ich rede, als würde in mir ein Wind wehen, und offensichtlich weht er ständig neue Gedanken in meinen Kopf und bringt diejenigen durcheinander, die eigentlich halbwegs geordnet sind, er macht totales Chaos, Saustall im Quadrat, und ständig kommt was Neues, etwas, was ich noch nicht gesagt habe und von dem ich nicht einmal wußte, daß ich es sagen will, alles durch diesen mentalen

Wind. Und das Gequatsche fließt, düst mit einem teuren Auto mit 180 durch die Gegend, mit Handbremse in der Kurve.

Seit einiger Zeit will ich nämlich von diesem Stück Aas erzählen, das zwischen dem Mülleimer und dem Anfang der Haltestelle liegt, von diesem Stück weiß der Geier was, denn ich habe keine Ahnung, was es ist. Auf den ersten Blick, wenn man vorsichtig hinschaut, weil man nicht weiß, ob es nicht etwas ist, daß, wenn einem bewußt wird, was es ist, man kotzen muß bei dieser Erleuchtung und Krämpfe kriegt vor Ekel und Schüttelfrost am ganzen Leib vor lauter Abscheu. Auf den ersten, ernüchternden Blick scheint das was zum Essen zu sein, nur daß sich da alle Fliegen aus dem ganzen Dorf versammelt haben und auf drei vier angefangen haben zu kotzen, alle im gleichen Tempo, auf Kommando, und dann wollten diese Fliegen auf dem verfaulten Ding, das ganze Orchester, das Zeug wieder auffressen und haben sich vergiftet und sind für immer in diesem Siff aufgegangen, und alles fällt irgendwie zusammen, ein verfaultes Kaleidoskop, das bewegt sich in Wellen, schwillt an und ist nahe dran zu platzen und alles ringsum zu bespritzen, aber im letzten Moment sinkt es in sich zusammen und wird speckig, bewegt sich und wächst sozusagen, vermehrt sich ganz von selbst, und das Ding sieht gar nicht mehr wie irgend etwas aus, eigentlich ist es gar nichts und hat mit nichts Ähnlichkeit, aber es ist voll mit einem stinkenden Etwas, mit einem faulenden Nichts, und dann ist ein Hund gekommen, hat daran genagt, es wieder ausgespuckt und draufgepißt, und zum Schluß hat es geregnet.

Aber ich übertreibe mit geschlossenen Augen, das gestehe ich ohne Schläge, schließlich schlägt mich niemand, ich bin allein, im Übrigen müßten das schon mehrere sein, wenn sie mit mir fertig werden wollen, denn ich bin nicht von der Sorte, daß man mir einfach so die Fresse poliert, ohne Vorwarnung, daß man he Kumpel ruft, wie in der Stadt, wenn ich mit Pietrek unterwegs bin: »Ey Kumpel, komm her, komm schon ey, ich tu dir nichts, leih mir zwei Lappen ey, morgen kriegst du sie wieder, komm schon, ey«, und das muß man ein bißchen undeutlich sprechen, durch die Zähne, sozusagen lispeln und sich gleichzeitig dabei aufblasen, wie ein aufgeblasener Arsch, ein mit Blut angefüllter Schwanz, hart und zum Schuß bereit, und wenn der Kumpel nicht mitmacht, dann kriegt er in die Fresse ohne viel Geschwätz und ohne Rücksicht nach dem Motto: Ich liebe dich, und du schläfst. Und ich bin eben nicht von denen, daß einer einfach herkommt und mir in die Fresse haut.

Aber im Prinzip rede ich die ganze Zeit davon, daß ich einen abartigen Hunger hab. Und daß der neue Schauspieler, das neue Thema, auf das alle Scheinwerfer gerichtet sind, so daß der Rest schwarz geworden und fast verschwunden ist, nur unsichtbar diesen Druck im Magen verstärkt, der auch »drei in einem« ist. Denn mit dem Hunger, daß ich so unbedingt und furchtbar essen will, das ist sozusagen umgekehrt als mit dem Scheißen. Das umgekehrte Gefühl. Und sogar in dem weiß der Geier was für Zeug zwischen dem Mülleimer und der Haltestelle kann man einen Fisch sehen, gesalzen, gepfeffert, den man mit einem Stück Butterbrot und Salz essen kann. Im Prinzip sehen viele Dinge heute aus, als wäre das, woraus sie gemacht sind, das Herstellungsmaterial, in Wirklichkeit ein verstecktes und getarntes Gericht, ein mitten in dem Ding verborgener Geruch und Geschmack von getrockneter Hartwurst in Verbindung mit Bohnen auf bretonisch und irgendeinem Fleisch. Und das Holz, aus dem die Haltestelle gemacht ist, ist im Prinzip schmackhaft, und man muß nur den Widerstand überwinden, weil noch kein anderer auf die Idee gekommen ist, daß man das einfach essen kann, niemand hat es je probiert, wie soll man auch, verdammt, Holz essen, wenn man Holz nicht ißt. Aber vielleicht geht es ja gerade darum, daß ich mir erlaube, das laut zu sagen, daß wenn man zu dem Schluß kommt, es ist scheißegal, ob das Holz ist oder nicht, jedenfalls kann man's essen, daß das dann schmeckt wie ein Gericht im Restaurant. Denn wenn ich so schaue, jetzt, wo ich das sage, im gleichen Moment, da sieht die Haltestelle ganz ordentlich aus, sogar so, als würde sie ein bißchen dampfen, denn wenn das Gericht auf dem Teller ist und gut aussieht, dann muß es dampfen, warm sein, ganz frisch gekocht.

Aber ich mach natürlich nur Scheiß, denn daß ich ein Rad abhabe und zum Beispiel mit mir selber rede, heißt ja noch lange nicht, daß ich jetzt gleich über das Holz herfalle und die ganze Haltestelle platt mache, so daß die Leute nachher nichts mehr haben, wo sie auf den Bus warten oder vor dem Regen Schutz suchen können, und die Kids nichts, wo sie abends rumfummeln können. Holz rühr ich nicht an. Wie das Pietrek mal gemacht hat, als er besoffen war. Der hat sich einfach drüber hergemacht, ich weiß nicht so recht, ob es stimmt, aber eher ja, denn er hat mir gezeigt, daß er verletzt war, und ich bezweifle, daß er ihn sich selbst so zerschrammt und zugerichtet hat, und außerdem hat er sich einen Splitter gefangen. Er hat nämlich etwas geträumt, während er betrunken auf Brettern in der Scheune schlief, und in diesem Traum kam in der Nacht so eine Schönheit von einer Reklame zu ihm, in einem farbigen Unterhöschen, das statt Stoff hinten nur ein Bändchen hat, das zwischen die Backen schlüpft und in den Arsch einschneidet, und wie er mir erzählt hat, obwohl ich nicht weiß, ob ich ihm glauben soll, aber ich denke ja, hat er sich sofort und ohne Vorwarnung auf sie geworfen, die hat sich nämlich selbst neben ihn gelegt und die Schenkel auseinandergespreizt, als würde sie in der Luft Spagat machen, wie ein Schmetterling sah sie aus, den Vergleich hat Pietrek gebraucht, und weil sie von einer Reklame für Farbwaschmittel war, begann sie von der Farbe Rot zu reden, wie intensiv die wird, wenn man ihr Waschmittel mit doppelter Formel double benutzt, denn vorher hat sie die Sachen mit einem herkömmlichen Waschmittel gewaschen, und sie waren immer ganz verfilzt. Und Pietrek sagte, er hätte in sich diese ideale Farbe gespürt, die man nach dem Waschen mit der doppelten Formel double sieht, und er stürzte sich auf sie wie ein Verrückter und dachte an nichts mehr, er wollte nicht zärtlich sein, sondern wollte dieses Rot mit ihr teilen, das ihn vollständig ausfüllte, er sagte, er hätte sich gefühlt, als würde ihm nicht nur der Schwanz stehen, sondern als hätte der ganze Körper sich mit Blut gefüllt und wäre hart geworden, das heißt, als würde ihm der ganze Körper stehen, und eigentlich kann man das glauben, denn schließlich war das, wie sich herausstellte, ein Traum, und die Frau von der Reklame für das Waschmittel doppelte Formel double war aus dem Fernsehen. Und man kann Gott danken, daß sie aus der Reklame doppelte Formel double für Farbwaschmittel war und nicht zum Beispiel für Weißwäsche oder irgendwelche Seide, denn da hätte Pietrek alt ausgesehen. Aber wenn er von einer geträumt hätte, die nur für Weiß Werbung macht, wäre er vielleicht sanfter gewesen. Denn bei dem, was ich sagen will, geht es darum, was passierte, als er aufwachte. Angeblich hat er sich im ersten Moment müde gefühlt und ist stinksauer auf die ganze Welt gewesen, daß er das geträumt hat und es nicht wirklich war. Aber wie sich herausstellte – ein bißchen wirklich war es doch, denn Pietrek vögelte im Schlaf seinen Fußboden in der Scheune, in der Annahme, das wäre die Frau von der Reklame mit der doppelten Formel, er fickte einfach die ungehobelten Bretter, denn er hatte sich besoffen genau in eine Ecke gelegt, wo kaum einer hinkommt und das Holz nicht abgenutzt ist. Und danach hatte er Splitter im Schwanz, winzige Splitter, dicht unter der Haut oder auch tiefer, die Eier blieben verschont, aber sein Schwanz war voller Holz, und Pietrek lief sofort zu mir, er zieht mich morgens schreiend aus dem Bett und sagt, ich soll ihm eine Zeitung geben, mit nackten Weibern, am besten eine mit Negerinnen, die sich miteinander amüsieren, oder auch mit Chinesinnen, aber besser mit Negerinnen, und er erklärte mir alles schnell, weil er es eilig hatte. Die Sache war so: Als der Pimmel nach dem Traum schlaff wurde, tat es immer mehr weh, das heißt, je kleiner das Ding wurde, desto tiefer drangen offensichtlich diese winzigen Splitter ein. So daß er ständig in die Zeitung glotzen und sich an den Eiern kratzen mußte, damit er nicht schlapp wurde. Und dabei hat er echt geweint, die Tränen rannen ihm runter, und er konnte sie nicht mit der Hand abwischen, denn wenn er danach die Wunde berührte, brannte es fürchterlich, weil Tränen salzig sind. Und dann gab es eine Operation am lebenden Organismus, denn ich rannte zu einer Krankenschwester und sagte, was los ist, ein peinliches Problem – mein Freund ist während des Wasserlassens gestürzt und hat sich das Gerät zerschrammt, du weißt schon, und die Idee war gar nicht so dumm; die Krankenschwester kenne ich noch aus der Grundschule, also trage ich dick auf: Der Junge leidet, sie soll bitte helfen. Aber dieses Rindvieh hatte sich bei mir im Scheißhaus eingeschlossen, das heißt in der Toilette, ich hab nämlich eine, und sagte, er läßt sie nicht rein, soweit kommt's noch, daß ihm eine Tussi mit der Zange da rumpult, unter anderen Umständen wäre er sofort einverstanden, da könnte man drüber reden, gerne, aber nicht in dieser Situation. Aber am Ende ging alles gut aus, und was sich nicht mechanisch mit der Pinzette entfernen ließ, ging dann beim Einweichen in Kernseife ab. Ja, ich hab jedenfalls nicht die Absicht, mich mit dem Holz auf andere Art und Weise einzulassen, als daß ich darauf sitze und mich abstütze, es zu essen habe ich nicht die geringste Lust. In dieser Streitfrage gibt es keine Diskussion. Holz frißt man nicht, und basta. Mehr sage ich nicht zu diesem blöden, abartigen Thema.

Fische

Aber im Prinzip denke ich ausschließlich ans Essen, mir kleben nämlich alle Kutteln zusammen, in mir ist Generalstreik, und meine weiß nicht wieviel Meter Dickdarm sind stinksauer, daß es nichts zu verdauen, daß es keine Arbeit gibt; und wenn man sich in Polen aufregt, geht man auf die Straße, vielleicht gelingt es mir also, meinen Darm zu überlisten, wenn ich anfange, vom Essen zu reden, vielleicht halten meine Kutteln dann endlich die Schnauze und hören auf zu rumoren, zu gluckern und durch die Haut meines geplagten Bauchs vorzustoßen. Irgendwie schwant mir nichts Gutes. Daß es mich vielleicht blähen könnte von diesem Nicht-Essen, von diesem Hunger, daß es mich aufblasen könnte und ich dann aussehe, als hätte ich ein halbes Jahr nichts anderes getan, als an einer Stelle zu liegen, den Kiefer nach oben und unten zu bewegen und zu schlucken, und sogar das Scheißhaus wäre in der Nähe gewesen, damit ich nicht weit gehen und keine unnötigen Kalorien verbrennen müßte. Aber das stimmt nicht, es ist einfach so, daß die Leere mich ausfüllt, das ist künstlich, wie manchmal die Titten künstlich sind, nur daß bei mir diese Künstlichkeit natürlich ist und nicht aus diesem Scheißdreck für Dichtungen.

Mein Gott, wenn jetzt Zeit zum Angeln wäre, wenn die Jahreszeit wäre, wo man an den Fluß geht, und kaum wirft man die Angel, hat der Fisch schon angebissen, und man kann eine Forelle oder einen Barsch herausziehen, ich persönlich kenne mich ja nicht aus, ich weiß nur, daß der Barsch auf dem Buckel so ein Ding hat, wenn er das ausstreckt, kann das ordentlich die Hand verletzen, und das heilt dann nicht so einfach ab, sondern eitert weiß der Teufel warum und brennt. Aber für das Fischen ist Pietrek zuständig, er kennt sich aus und nimmt das sehr ernst, nicht, daß er die Angel wirft und es ihm scheißegal ist, ob was anbeißt oder nicht, daß er einfach wartet und sein Gebräu trinkt. Er streicht herum, beobachtet das Wasser, kratzt sich, denn vor lauter Aufregung juckt es ihn überall, er spricht mit den Fischen, sie sollen anbeißen und ähnlicher Quatsch. Aber ich gehe nicht mehr mit ihm. Ich hab die Schnauze voll. Und wenn ich vor Hunger sterben müßte, mit dem gehe ich nie mehr angeln. Früher bin ich oft gegangen. Zum Beispiel mit Netz. Das heißt, er geht mit dem Netz, und ich stochere mit einer langen Stange unter den Wurzeln rum, und wenn der Fisch dann rausschwimmt, fängt Pietrek ihn wie ein Indianer. Denn das mit dem Strom hat er abgehakt, genau wie mit den Knallern. Man konnte einfach mit einem Akku ans Wasser gehen, aber ich hab das mit der Elektronik nie kapiert, ums Verrecken nicht. Pietrek hat sogar einmal ein Kabel aus dem Haus gezogen und sich um die Feinheiten einen Dreck geschert. Den Stecker in die Dose und das andere Ende ins

Wasser, aber er blieb gleich daneben auf einem Bein stehen, und ich weiß nicht, ob es stimmt, weil ich's nicht gesehen hab, es hat mir nur jemand erzählt, daß es ihn ein bißchen durchgeschüttelt hat, denn dem Strom ist es egal, wo er einschlägt, und außerdem hat es ihm in seinem Haus den Verteilerkasten zerdeppert, und er mußte sich dann vor den Typen rechtfertigen, die vom Elektrizitätswerk gekommen sind. Na ja, danach hat er fast nur noch mit einem Stock gefischt, manchmal mit der Hand, aber hauptsächlich mit so einem Stecken. Und wenn er einen gefangen hatte, haben wir ihn immer in der Pfanne gemacht, das war ein Essen wie im Fernsehen. Brot, Butter, der Fisch mit der Haut gebraten, und mir kommt es gleich hoch vor lauter Hunger, ich zerfalle fast in Stücke, dieser gestapelte Hunger zerreißt mich fast, der dampft in mir, und ich fürchte, wenn ich diese Gase nicht gleich loswerde, wenn sich nicht ein zusätzliches Loch auftut, um alles rauszulassen, diesen Überdruck, dann zerfetzt es mich gleich, und es ist aus mit Bombel.

Also, das sah folgendermaßen aus: Mitten in den Ferien schlafe ich daheim, es ist angenehm schattig, weil ich das Bett so gestellt habe, daß morgens die Sonne nicht draufscheint, und ich träume vom Besten, was es auf der Welt gibt, von einer Zigeunerschönheit oder ersatzweise von einer bestimmten Fernsehansagerin, ich bin also für andere Leute gar nicht da, ich schwebe in ganz anderen Sphären, da kommt morgens Pietrek vorbei und sagt, ich soll in die Puschen kommen, ich sei ein blöder Arsch, daß ich so lange schlafe, gehen wir angeln, sagt er, er hätte schon Wein gekauft, damit wir keinen Durst bekommen am Fluß, gehen wir einfach, ene mene mu und los gehst du, machen wir uns auf, die größten Exemplare rauszuholen, um sie am Abend zu essen, und dann können uns alle am Arsch lecken, im Zentrum des schwarzen Lochs, das ihn schon angenehm zu jucken anfängt, wenn er an all die Fische denkt, die da schwimmen und keine Ahnung von nichts haben. Denn Pietrek hat ein Gefühl für die Psychologie des Feindes, wie man sagt. Er hat oft erzählt, dieser Fisch, was könnte dieser Fisch denken, wenn er dort, in seiner Versunkenheit, in seinem Wasserkosmos, wo alles schwerelos ist, wenn er dort einen Wurm am Haken sieht, der sich mit dem ganzen Körper bewegt, und vielleicht weiß der Fisch sogar, daß er am Haken hängenbleibt, wenn er den Wurm frißt, aber beherrschen kann er sich trotzdem nicht, er muß ihn fressen, alles andere zählt nicht, so, wie wenn man mich vor so eine Schönheit hinstellen würde, mit operativ verbesserten Titten, vor eine Negerin aus der Zeitung, wenn ich seit dreißig Tagen und Nächten ausgehungert wäre, sie würde bei mir im Bett unter der Decke warten und hätte eine Brust aufgedeckt. Und an dem Geruch im Zimmer würde ich erkennen, wie scharf sie auf mich ist und ich auch auf sie, und wenn mir vorher jemand sagen würde, wenn ich sie anrühre, dann muß ich am nächsten Tag unter Qualen sterben, zum Beispiel am ganzen Leib verfaulen oder einfach langsam zu existieren aufhören, dann würde ich sagen, er soll sich verpissen, er ist nur neidisch, und ich würde mich sofort ranmachen an die Negerin. Und zum Schluss, wenn alles vorbei ist, würde ich ihr einen Antrag machen. Und genausowenig können sich diese Fische zurückhalten, das beruht auf den gleichen wissenschaftlichen Prinzipien.

Aber eigentlich interessiert mich diese Geschichte überhaupt nicht mehr, höchstens, um ein bißchen an alte Zeiten zu denken und darüber zu lachen, jetzt kann ich das, obwohl, wenn ich mich im Detail erinnere, dann lauert auf dem Grund meiner Freude, wo keine Laterne die Dunkelheit erhellt, eine abartige Wut über das, was damals passiert ist, vielleicht sogar auf Pietrek selber, ich weiß nicht, denn diese

Wut liegt ganz tief im Innern meines Gemüts, wie schon erwähnt, und ich kann nicht sehen, wo genau, ich weiß nur, daß sie mit Sicherheit da ist, und wenn ich daran denke, was passiert ist, dann werde ich stinksauer, daß meine Gefühle so unpräzise sind.

Schließlich gingen wir also damals, ich zog mich an, alles war ideal, Pietrek hatte zwei Flaschen Wein, ich dachte schon an die gebratenen Fische, an ihre mit Weckmehl panierte Kruste, an das weiße Fleisch, den Geschmack und überhaupt. Wir gingen ans Flüßchen, ich wollte mich schon setzen, aber Pietrek sagt, nein, wir gehen ein Stück weiter flußabwärts, dort fangen wir sicher mehr und bessere. Und wir gehen. Ich hab keine Einwände, nichts, kein bißchen. Sommer, Wiese, die Sonne scheint, die Vögel singen, die Mädchen alle in Röckchen, wo man genau die rechte und die linke Arschbacke unterscheiden kann, manchmal stechen auch die spitzen Brüstchen aus den dünnen Hemdchen raus, als wollten sie den Stoff zerreißen, zum Himmel fliegen und so tun, um es poetisch auszudrücken, als wären sie Sterne, die in der Nacht leuchten. Und dazu die Wiese, die nach Heu riecht, und überhaupt, das Paradies auf Erden – die reinste Freude. Nur daß ich lieber an einer Stelle gesessen und zugeschaut hätte, wie Pietrek fischt, und ich hätte dann sogar baden können, danach natürlich, um die Fische nicht zu verscheuchen. Aber nein, natürlich nicht, wir gehen weiter, weil ihm jemand gesagt hat, weiter unten sind geile Fische, jede Menge Futter, man muß nur die Angel werfen und sie rausziehen, weil die total scharf auf frische Regenwürmer aus der Erde sind. Also ging ich halt, weil ich blöd bin und manchmal nicht nein sagen kann, weil ich keine Lust dazu habe, weil ich sofort denke, da werde ich mich ja endlos rechtfertigen müssen, dies und jenes, eine Geschichte erzählen, warum ich nicht will, von A bis Z, von Anfang bis zum Schluß in den kleinsten Einzelheiten erklären, warum nein und nicht ja, daß es überhaupt nicht darum geht, was Pietrek zwei Tage davor zu mir gesagt hat, daß ich deshalb gar nicht besonders sauer auf ihn bin und deshalb nicht will, sondern daß ich ganz einfach, verdammt noch mal, keinen Bock hab.

Daran dachte ich sofort, und ich hatte wirklich keine Lust, irgendwas zu erklären. Aufgrund dessen ging ich also, und ich spürte gleich, wie immer, daß irgendwas nicht in Ordnung war, denn meine untrügliche innere Stimme sagte, irgendwas in mir flüsterte: »Geh nicht, Bombel, bleib daheim, da kannst du sitzen und kucken, ein Bierchen trinken und ein Zigarettchen rauchen, das du gerade für diese Gelegenheit reserviert hast, vielleicht kommt sogar eine Puppe vorbei, die vor zwei Wochen von ihrem Typ verlassen wurde und an geregelten Geschlechtsverkehr gewöhnt ist, und jetzt ist sie weg aus der Stadt, hoch ins Dorf, um den Typ zu vergessen, aber das, was sie zwischen den Beinen hat, kann sie nicht so recht vergessen, und selbst wenn sie das nicht weiß, dann machst du es ihr klar, stellst dich vor, sagst, du bist ein agro-touristischer Landwirt, der im Einklang mit der Natur eine ökologische Farm betreibt, sagst, für ihre Augenfarbe vermietest du ihr ein Zimmer, von Geld kann keine Rede sein, und dann noch ein paar Worte, und alles ist klar, und sie wird für immer zu dir in Ferien kommen.« Das sagte mir meine innere Stimme. Aber so kam es nicht, verdammt, denn ich bin natürlich mit Pietrek in die Pampa am Arsch der Welt gegangen, und die ganze Veranstaltung gefiel mir immer weniger, zu Fuß beinah ins nächste Dorf zu latschen, um zu angeln, als hätte man das nicht direkt vor meinem Haus haben können. Aber ich sagte nichts; er hat sich so gefreut, daß ich ihm den Spaß nicht verderben wollte.

Wir waren schon eine Weile unterwegs, und da, an der letzten Biegung, wo man schon aus unserem Dorf rauskommt und so ein Stückchen Strand ist, ein bißchen wie am Meer, viel Sand und blaues Wasser, da liegt ein Mädchen; die wußte sicher nicht, daß viele die Stelle kennen, denn ihr BH lag neben ihr. Und ich bekam weiche Knie, und ich sag jetzt nicht, wie sie aussah, denn wenn ich das in diesem Moment, zum gegenwärtigen Zeitpunkt von mir hören würde, müßte ich mich auf der Stelle, da, wo ich gerade bin, hinlegen und weinen vor lauter Ohnmacht und Sehnsucht.

Pietrek freute sich auf die gleiche Art und Weise wie ich, nur daß ich nicht völlig übergeschnappt bin, und als ich mich sattgesehen hatte, sagte ich zu Pietrek, wir sollten jetzt anständigerweise einen Bogen um sie machen, um die Stelle hier nicht zu versiffen und bei der Gelegenheit unter touristischem Aspekt unsere Ortschaft zu disqualifizieren, das heißt, damit sie ihren Freundinnen, wenn die fragen, wo sie so schön braun geworden ist am Busen, sagt, am Strand da oben in einem Dorf, und damit sie dieses hübsche Haus empfiehlt, gleich das erste rechts, wenn man von der Stadt kommt, weil sie so ein Gefühl hat, daß da ein wunderbarer Mensch wohnt. Besser, sie würde das sagen, als zum Beispiel, sie sollen sich nie nackt in die Sonne legen, wenn sie in das Dorf kommen, weil die hiesigen unbefriedigten Perversen von der sexuellen Sorte nur darauf warten. Man muß planvoll denken, für die Zukunft, mit Entwicklungsperspektiven für das Geschäft.

Aber Pietrek ist ja so ein Scherzkeks, und er meint, er will ihr sagen, wie er ihren Busen findet, daß er hübsch ist, daß sie überhaupt ein hübsches Gesicht und hübsche Haare hat. Ich sage, du hast den Arsch offen, gehen wir besser. Aber es gab kein Zurück mehr, denn in diesem Moment geht er aus dem Gebüsch direkt auf die Tussi zu und ruft: »Einen schönen guten Tag, da haben wir aber Glück gehabt in diesen Ferien, mit dieser herrlichen Sonne hier in den Bergen.«

Und da hab ich mich gefühlt wie jemand, dem morgens, wenn er in den Laden geht, eine ganze Herde schwarzer Katzen über den Weg läuft, und vor der Tür steht eine Leiter, und um etwas kaufen zu können, muß man darunter durchschlüpfen.

Es kam mir vor, als würde das jetzt nicht wirklich geschehen, sondern als würde ich nur einen Film sehen, denn es war, als hätte jemand jede Menge Verdickungsmittel in die Luft geworfen, Mehl zum Beispiel, und alles zusammen ein bißchen erwärmt.

Als Pietrek auf sie zuging, sah ich jeden seiner Schritte einzeln, und das Bild wurde ganz scharf, als sie aufstand, unglaublich langsam, als wäre sie eine Puppe an Fäden und jemand, der auf dem Baum sitzt, würde von oben daran ziehen, deshalb stand sie so langsam auf, und dann sah ich, wie Pietreks Mund aufging, weil er etwas sagen wollte, und gleichzeitig hörte ich etwas aus dem Gebüsch rufen, es habe sich ausgeschissen, mein Schatz, nur anders formuliert, aber mit Sicherheit ging es ums Scheißen. Und da platzte etwas, als wäre der Keilriemen, der die Filmrolle in langsame Umdrehungen versetzt, gerissen, als hätte ein Hund sich von der Leine losgerissen, denn alles flog tierisch nach vorn. In dem Moment schrie sie plötzlich, Pietrek ist pervers und will sie am hellichten Tag vergewaltigen. Und er schaute sie an, mit einem Blick, der sagt: Was ist denn los mit dir, Frau, was heißt hier pervers, verdammt noch mal, ich wollte dir ein Kompliment machen. Aber er sprach es nicht aus, sondern dachte es sicher nur, ich kenne ihn und kann mir manchmal vorstellen, was in seinem Kopf vorgeht, und ich bin sicher, daß es so war. Aber zur gleichen Zeit kam ihr Typ angerannt, und in dem Moment wußte ich, wenn der jetzt einen auf cool macht, dann wird man das Mißverständnis zwischen ihm und Pietrek nicht so einfach bereinigen können, daß er zum Beispiel etwas sagt, der andere entschuldigt sich, sie küssen sich, und zum Schluss spendiert einer ne Flasche. Läßt sich alles erklären, kleines Mißverständnis, das erledigen wir ganz kultiviert. Aber ich glaube, er warf sich sogar auf Pietrek, der blöde Arsch, in dem Moment war die Sache schon verloren. Ich glotzte weiter zu und wußte beim besten Willen nicht, was da abging, und ich hatte das starke Gefühl, daß hier irgendwas nicht stimmt, daß das ein Irrtum sein muß oder eine Verarschung, daß da ein Film gedreht wird und alles nur gespielt ist, daß Pietrek gleich sagen wird, dieser Typ wäre ein guter Kumpel von ihm, und mit dem Fräulein könnte ich zu mir nach Hause gehen und ausprobieren, was sein Kumpel an ihr findet, und ich wäre blöd, weil ich mich von alten Filmtricks an der Nase herumführen lasse. Oder das wäre eine Quizsendung, in der Pietrek die TV-Mannschaft anruft, die kommt, bespricht sich und legt vorher alles fest, und dann warten alle, wie ich mich verhalte. Und wenn Pietrek errät, was ich mache, dann gewinnen wir eine Reise für zwei Personen ins Reich der Sauberkeit, mit Frauen, die nur frische Slips tragen und nach Seife riechen, und wenn nicht, dann verlieren wir, bleiben, wo wir sind, fahren nirgends hin, und alle lachen über uns.

Aber das war ganz wirklich, und als sie anfingen, sich zu vermöbeln, da haute Pietrek diesem Typ gar nicht nur scheinbar eine rein, und die Tussi kreischte, als würde Pietrek sie mindestens mit seiner ausziehbaren Angel vergewaltigen, sie brüllte wie am Spieß, die Ziege, und vergaß sogar, die Titten zu verdecken, und die sahen aus, als würden sie mitbrüllen, denn die braunen Kreise vergrößerten sich sozusagen, als würde ein lauter Strahl von Geschrei aus ihnen rausschießen.

Ja, und wenn ich das erzähle, dann denke ich, da muß schon jemand seine Finger im Spiel gehabt haben, um alle Zutaten dieses Tages entsprechend zu mixen, so und so lang zu kochen und richtig zuzubereiten. Denn wenn er sich nur in einer Einzelheit vertan hätte, dann hätten wir die Frau mit den nackten Titten nicht allein getroffen, sondern zum Beispiel mit ihrem Typ, und wenn Pietrek da sozusagen einen anderen Artgenossen gesehen hätte, hätte er sich nicht reingedrängt, ein bißchen Kultur und männliche Solidarität muß ja schließlich sein. Aber gerade als wir kamen, hat dieser Typ geschissen, das heißt, es war ein einziger großer Zufall, zu groß eben, und deshalb kommt mir das alles verdächtig vor, und ich bin fast vollkommen davon überzeugt, daß das ein abgekartetes Spiel war, daß da jemand die Karten gezinkt hat, daß jemand von oben, ein großes Tier, es so eingerichtet hat, daß die im Himmel ihr Kino haben, nur für Erwachsene, mit dem kleinen roten Rechteck in der Ecke des Bildschirms.

Und ich hatte das Gefühl, ich muß meine Bürgerpflicht erfüllen, ich muß diesen Touristen den Frieden sichern, schließlich kommen sie ja hierher und lassen ihr Warschauer Geld bei uns im Laden. Ich packte Pietrek und zog ihn von diesem Typ weg, man sah ja, daß er dick und erschrocken war, außerdem hatte er bei der Tätigkeit des Entleerens einiges an Kraft verloren. Ich kam Pietrek von der psychologischen Seite, es würde sich nicht lohnen, den Dicken zu vermöbeln, was hätte er davon, wir gehen besser, sonst fangen sie uns noch die Fische weg, und überhaupt gibt es keinen Grund, sich emotional zu engagieren. Aber offensichtlich war da noch was in der Luft, irgendwelche Pollen, die allergisch auf das Gehirn wirken. Der Dicke fing nämlich an zu brüllen, er stimmte in das Geschrei seiner Liebsten ein, ob wir denn überhaupt wüßten, wer er ist, er hatte wohl den Verstand verloren vor lauter Überraschung, woher soll ich denn, verdammt noch mal, wissen, wer der Mensch ist, wenn ich ihn zum ersten Mal sehe. Jedenfalls zog ich Pietrek weg und hatte Lust, so schnell wie möglich das Weite zu suchen, aber dieser Arsch wollte den Helden spielen, denn er sagt zu seiner Tussi, sie soll abhauen, er würde uns aufhalten, sie soll ins Dorf laufen und unterwegs nirgends anhalten. Er würde sich opfern für das, was sie füreinander empfinden, er vergaß nur hinzuzufügen, er hätte sie immer geliebt, aber mit einem anderen ginge es ihr besser, und sie soll den Leuten sagen, er hätte keine Angst vor dem Tod. Ich hätte fast losgelacht; ich sagte, ich entschuldige mich für meinen Kumpel, und dieses hübsche Fräulein muß nicht weglaufen, das ist gar nicht nötig. Aber sie machte sich schlagartig aus dem Staub, ein Wunder, daß sie nicht vergaß sich anzuziehen. Sie lief ins Gebüsch, an die Stelle, wo ihr Typ geschissen hatte, kreischte und fiel wahrscheinlich hin, aber ich bin nicht sicher, ob wegen der Kacke oder vor lauter Streß. Und in diesem Moment sagt der Typ, er sei ein *personal* Dingsda in einem Dingsda, keine Ahnung, jedenfalls hörte es mit Kampagne auf. Und ich sage sofort zu Pietrek, am besten, wir ignorieren ihn, eigentlich ist er ein gutmütiger Kerl, aber die Nerven sind ihm durchgegangen, und gleich wird er sich vor Angst in die Hose machen, gehen wir endlich, wozu die unangenehme Sache in die Länge ziehen. Und der Typ schrie noch, die Sache sei noch nicht zu Ende, und als Pietrek das hörte, wollte er ihn wieder schlagen, aber wir hatten noch keinen Wein getrunken und waren ganz ausgetrocknet nach diesen Erlebnissen, überhaupt war es damals trocken, es hatte lange nicht geregnet, und alle sagten, es müsse endlich Regen kommen, die Erde braucht das, aber mir gingen das Getreide und die Kartoffeln – ehrlich gesagt – am Arsch vorbei, denn es war schön warm, und ich war braungebrannt von der Sonne. Der Typ packte die ganzen Geräte am Fluß zusammen, wickelte alles in eine Decke und rannte seiner Tussi nach. Und wir gingen angeln.

Und alles wäre in Ordnung gewesen, wenn ich jetzt sagen könnte, danach hätten wir ein paar Fische gefangen, wären nach Hause gegangen, hätten sie zuerst paniert und dann gebraten, uns das Brot dick mit Butter beschmiert, die Gräten sauber vom Fleisch getrennt und dann die Fische gegessen, und später hätten wir ein Bierchen getrunken, und dann wären ein paar Freundinnen von uns gekommen, weil abends Disko war, aber ich gehe da nicht mehr hin, dafür bin ich zu alt, mir tun die Augen weh vom Licht, und man ist ja ganz gestreßt und fertig von diesem Krach und überhaupt, und sie wollten mich also zu Hause besuchen und blieben dann hier kleben und wollten gar nicht mehr in die Disko, aber sie bereuten es nicht, denn ich wußte ja, wie ich ihnen etwas viel Attraktiveres bieten kann.

Aber wie immer war es fast total anders, denn wir hatten zwar ein bißchen von der hiesigen Flußfauna gefangen und waren schon auf dem Rückweg, wir redeten über den Busen der Frau, davon, daß Pietrek blöd ist, wozu mußte er gleich auf diesen Dicken losgehen, und daß es ungerecht ist, daß einer mit so einem Ranzen so eine Puppe abkriegt, weil das einfach nicht zusammenpaßt, so ein hübsches Frauchen und so ein Fettsack; wenn man alt ist, dann kann man sich ja so einen Bauch erlauben, weil man dann seriöser aussieht und irgendwie würdig, aber der Typ sah aus wie Anfang oder Mitte dreißig.

Und wenn ich daran denke, was passiert ist, als wir zurück waren, dann fange ich innerlich leicht an zu zittern, wie ungerecht alles ist und was für Schweine die Menschen sind. Man sollte das gleich bei der Geburt feststellen, und wenn es im Gehirn ein bestimmtes Anzeichen dafür gibt, daß der Mensch im Alter ein Drecksack wird, dann sollte man mit denen kein Mitleid haben, sondern einfach alle zusammen in eine Grube, fertig. Es ist zwar schrecklich, wenn ich daran denke, daß man das mit Kindern macht, aber andererseits, wenn einer zu so einer Sauerei fähig ist, wenn einer einem anderen so was antut, dann gibt es kein Erbarmen – weg mit ihm, ohne große Umstände.

Denn dieser Arsch von Geschäftsmann, dem schließlich nichts passiert ist, hätte das doch einfach vergessen können, er hätte seinen Kumpeln erzählen können, daß er in den Ferien zwei Typen plattgemacht hat, die seine Tussi angemacht haben, und die hielt ihn wegen uns sicher für einen coolen Typ, sicher dachte sie, er hat uns verjagt, verprügelt und überhaupt. Aber nein, er bedankte sich bei uns nicht einmal dafür, daß es in Zukunft mit dieser Frau im Bett sicher noch besser klappt, weil sie sich Mühe geben wird, sich zu revanchieren, und sich verhalten wird wie ein Pornostar auf einem Video von einem Wettbewerb für die beste Schauspielerin.

Wir gingen auf der anderen Seite am Laden vorbei, auf mein Haus zu, und dachten schon daran, auf welche Art wir die Fische essen würden, und da steht ganz unverschämt ein Polizeiwagen und daneben dieser Typ, dieser verdammte Fettsack, allein, die Frau war nicht dabei. Und als er uns sah, machte er sich fast in die Hose, ich weiß nicht, ob vor Glück, Angst, Schmerz oder sonstwas, denn auf seinem Gesicht standen alle diese Gefühle gleichzeitig. Er zeigte mit dem Finger auf uns, und aus dem blauen Auto mit weißen Streifen stiegen zwei Mitarbeiter vom Polizeidienst und kamen direkt auf uns zu. Ich war naß, das rettete mich, denn als der Haken an einer Wurzel hängengeblieben war und Pietrek zog, versuchte ich ihn loszumachen und fiel fast bis zum Hals ins Wasser, und jetzt war ich ganz durchnäßt, es gab zwar auch noch ein paar trockene Stellen, aber das waren entschieden weniger als die vom Wasser tangierten. Und ich wußte sofort, was da im Gang war, daß sie uns mitnehmen wollen, um eine Gegenüberstellung durchzuführen, mit Hilfe eines Verhörs, und das gefiel mir gar nicht, das kam meinen schlichten Plänen für den Rest des Tages brutal in die Quere. Und in einem Verteidigungsakt, um die Arschlöcher auf alte Agentenart strategisch zu überraschen, machte ich einen taktischen Zug, ich pißte in die Hose und schaute die Typen dabei an, und weil ich naß war, merkten sie nichts, ein bißchen dampfte es, aber nicht so, daß es Verdacht erregt hätte. Es wäre noch besser gewesen, wenn ich geschissen hätte, aber für so einen verzweifelten Schritt fehlte mir der Mut, denn um vor den Augen des Gesetzes so ungeniert in die Hose zu scheißen, muß man Nerven wie Schienenstränge haben. Außerdem hätten sie zu dem Schluß kommen können, daß das ein ausgeklügelter Plan von mir ist.

Sie kommen also her, sie wußten ja nicht gleich, daß ich stinke, und nehmen uns zum Zweck der direkten personellen Identifizierung ersten Grades ohne Berücksichtigung von Außenstehenden oder Zeugen fest. Der Typ wird knallrot vor Aufregung und sagt, der Trockene hätte unter Anwendung von körperlicher Gewalt mit seiner Frau Geschlechtsverkehr ausüben wollen. Er hätte ihn und seine Frau terrorisiert, beide hätten psychische Verluste erlitten, er selbst hätte zudem verschiedenartige und heftige physische Verwundungen sowie eine Verletzung seines moralischen Empfindens davongetragen. Und er sagt, ich sei zwar später gekommen und hätte ihn nur beleidigt, aber bestimmt hätten wir alles zusammen geplant. Da sagen sie, das heißt, die Polizei, ich sei ein bißchen dumm im Kopf, und gegen mich als Person, die ihre psychische Kondition nicht ausreichend unter Kontrolle hat, könnten sie nichts machen. Sie überlegten nur, ob sie mich nicht präventiv auf die Wache mitnehmen sollten, im Hinblick darauf, daß ich vielleicht helfen könnte, die Ereignisse zu beschreiben, die stattgefunden hatten. Denn was Pietrek betrifft, waren sie sich einstimmig sicher. Und ich machte mich an die Ausführung meines schlauen Plans, ich stellte mich gegen den Wind, so, daß mein Gestank in ihre Richtung wehte, sie schauten mich an, merkten, was los war, und sicher erschraken sie beim Gedanken daran, daß sie so eine Stinkbombe im Auto haben würden, also sagten sie, sie würden mich im Hinblick auf die geringe gesellschaftliche Schädlichkeit der Tat hierlassen, aber ich sollte mich nicht von der Stelle rühren – als hätte ich mein Leben lang nichts getan, als in der Gegend herumzureisen. Der Dicke fuhr mit ihnen. Mit mir redete einer der Bullen, dem die Stimme ein bißchen zitterte, er war jung, und überhaupt – für einen Bullen sogar nett. Aber ich beschloss, ihn im Hinblick auf Pietrek nicht zu schonen. Ich lud den Polizisten extra zu mir nach Hause ein, ins kleinste Zimmer, damit er den Gestank nicht mehr aushält, und redete lange darüber, wie das war, was für ein Wetter und was wir fangen wollten, und erklärte den Unterschied zwischen dem Fleisch des Döbels und des Barsches, obwohl ich mich selbst einen Dreck darin auskenne, und er wollte endlich gehen, drängte mich und ging dann auch schnell, weil er jung war und nicht kapierte, daß er einfach den Stock hätte herausholen können und mir die Finger dafür versohlen, daß ich es wagte, in Anwesenheit eines Polizeifunktionärs, der den Staat repräsentiert, so zu stinken.

Und ich hatte durch diese Unannehmlichkeiten die Lust am Angeln völlig verloren und vergaß sogar die Fische, die wir gefangen hatten. Sie waren beim Laden liegengeblieben, irgendwelche Hunde zerrissen sie und fraßen sie halb auf. Und ich stank, das war alles, was ich davon hatte, ich mußte mich richtig waschen, aber das Wasser im Fluß war schön warm, und das machte den ganzen Stress wieder wett, denn die Polizei mag ich gar nicht. Pietrek ließen sie zwei Tage später frei, als der Typ in seine Stadt zurückgefahren war, denn wenn die Bullen Pietrek auch nicht mochten, das wollten sie ihm doch nicht antun, ihn für Vergewaltigung einbuchten, als sie begriffen, was los war, nur diesem Typ sagten sie wahrscheinlich, sie würden ihn für zehn Jahre hinter Gitter bringen, damit er sich nicht wegen irgendwelcher Verfahrensfehler beschweren könnte.

Aber angeln gehe ich mit ihm nicht mehr, womöglich passiert wieder was, und ich muß in die eigene Hose pissen, und dann läßt sich das nicht mehr auswaschen, der Geruch läßt sich nicht mehr vom Stoff trennen, und überhaupt ist das ein unangenehmes Gefühl, vor allem, wenn mir ein Polizist gegenübersteht und ich nicht lachen kann, obwohl es mich am Bein kitzelt. Und wenn Pietrek mir vorschlägt, angeln zu gehen, dann rege ich mich gar nicht erst auf, schreie auch nicht, sondern sage einfach nichts, mit steinerner Miene, denn es macht sich besser, wenn ich scheinbar cool bin und nur glotze. Ich stecke mir eine an, mache einen Zug, und wenn ich den Rauch rausblase, dann nicke ich nur mit dem Kopf, weder ja noch nein, und sage: »Laß mich, verdammt noch mal, mit deinen Fischen in Ruhe.«

Diebe

Aber jetzt habe ich Lust, gleichzeitig zu brüllen und zu schreien, damit jemand kommt und sich wundert, wenn er mich sieht, und sagt: »Ich glaube, ich kenne dich.« Und ich antworte ihm: »Na klar, natürlich, sicher kennst du mich, wir haben uns zusammen besoffen, genau vor anderthalb Jahren, drei Monaten und zwei Tagen, an einem Donnerstag, das weiß ich noch, weil ich ein gutes Gedächtnis habe. Und ich weiß noch, was du mir für das nächste Treffen versprochen hast, als Dank dafür, daß ich so ein guter Kumpel war, denn als du vom Alkohol k.o. warst und gekotzt hast wie ein Reiher, da habe ich deine Kleider vor dem Schwall gerettet, der da rauskam, ich habe dich mit meinem Körper gestützt, wie im Film ein amerikanischer Soldat in Vietnam, der einen anderen, erschossenen, in den Hubschrauber zieht, und alle, die ganze Partisanenarmee, an einer Stelle versammelt, feuert aus verschiedenen Maschinengewehren wie bescheuert genau auf diese beiden tapferen amerikanischen Jungs. Und wir schworen einander unter Tränen der Rührung, daß wir wie Brüder zueinander sein wollen, daß wir uns nie trennen werden, und immer, wenn wir uns zufällig sehen, werden wir uns ein volles Päckchen Kippen kaufen und einen Wein oder zwei, aber du zuerst, weil ich dich gerettet habe, als du infolge starker Alkoholvergiftung fast draufgegangen wärst, als du auf dem Umweg über die Speiseröhre die Eier ausgespuckt hast, du hättest fast durchs Maul geschissen damals, aber ich habe dich gerettet und bin dann verschwunden, denn das habe ich nicht für Geld oder Ruhm gemacht, und danach haben wir uns nie mehr gesehen, erst jetzt wieder.«

Es sei denn, es würde ein Mädel kommen, daran hab ich gar nicht gedacht, diesen Umstand hab ich nicht in Betracht gezogen. Aber das schöne und schwache Geschlecht würde ich einfach zulabern, da würde ich auf den Mutterinstinkt setzen, daß ich ein armer Waise bin, ganz allein auf der Welt, und was bleibt mir anderes übrig als zu trinken, ich würde ja auch arbeiten, aber bei uns auf dem Land gibt es keine Arbeitsplätze, das Leben ist grau, so philosophisch würde ich sie fertigmachen, ich sitze hier und warte, und da tauchst du auf; mein Vater ist tot, eine Mutter hatte ich nie, ich habe nie ihre Wärme gespürt, keine Liebe mit der Milch aus der Brust gesogen, und mein Vater war ein guter Mensch, aber er hat mich grausam mit dem Dreschflegel verhauen, und mit Stricken verschiedener Dicke und Länge, bei minus zwanzig Grad Celsius hat er mich in den Stall gesperrt, nur in der Unterhose, und mir befohlen, ich soll singen, tanzen und sagen, daß ich ihn liebe.

Und ich kann mir nicht vorstellen, daß da eine nicht Mitleid kriegt, wenn ich so eine Einleitung bringe, daß sie nicht den einen oder anderen Groschen springen läßt, vielleicht nicht gleich für ne ganze Flasche, aber wenigstens ein bißchen.

Aber ich habe so ein Gefühl in den Knochen und im Kopf, daß heute ein Scheißtag ist, irgendwas stimmt nicht, vielleicht gab es in der Nacht Frost, der nicht nur die Blumen und das Wasser in den Pfützen überrascht hat, sondern auch alle Uhren im Dorf, er hat die Leute einfach an Ort und Stelle angehalten, und diejenigen, die aufgetaucht sind, wie zum Beispiel der Kleine, der durchs Dorf gelaufen ist und dem alles schnurz war, das war einfach eine Ausnahme. Schließlich befinde ich mich, wie dem auch sei, an der Haltestelle, und da müßte der Bus fahren, entsprechend dem Aushang vom PKS, da müßten Leute kommen, um zu Konsum- und Einkaufszwecken, eventuell auch zu Gesundheitszwecken in die Stadt zu fahren, denn bei uns gibt es nur einen Doktor, der sieht in allen Krankheiten Krebs, und die Leute haben Angst vor ihm. Und wenn man zum Beispiel kommt und sagt, daß die Niere weh tut oder daß direkt auf der Spitze des – um es medizinisch auszudrücken – Gliedes ein Pickel sitzt oder daß man sich die Hand verstaucht hat, dann läßt er einen immer den Mund weit aufmachen und die Zunge bis zum Kinn rausstrecken und gleichzeitig »a« sagen. Nun gut, aber es tut sich nichts, vielleicht ist es ja so, daß ich blind geworden bin und in meinem Hirn nur eine Farbkopie vom letzten Bild existiert, das ich gesehen habe, aber dann muß ich bei Gelegenheit auch taub geworden sein, denn sonst müßte ich irgendwas Neues hören, ansonsten kann es ja sein, daß mein Geist etwas registriert hat und jetzt ständig wiederholt. Tja, aber wenn der erwähnte Zustand anhält, ich weiß nicht, dann werde ich wahrscheinlich stehlen, um mir zu helfen, dann breche ich meine eisernen Prinzipien, denn Pietrek stiehlt, aber ich rühr nichts an, vielleicht zwei- oder dreimal ist es ihm gelungen, mich zu überreden, und jetzt muß ich leiser sein, man kann nie wissen, wer sich wo rumtreibt, die Wände haben Ohren, und daß ich taub bin, heißt noch lange nicht, daß ich auch stumm bin und daß die anderen taub sind, sie könnten alles hören, aufzeichnen, an die entsprechende Stelle schicken, ihre Belohnung kassieren und mich ins Gefängnis stecken, wo sie mich wegen schlechter Führung immer weiter festhalten würden, denn wenn sie mir nichts zu trinken geben, dann würde ich dort keinen Stein auf dem anderen lassen, ich würde alles in sein Gegenteil verwandeln, wenn etwas ist, würde ich machen, daß es nicht mehr ist, ich wäre wie die Explosion einer Wasserstoffkernbombe, Stärke zehn auf der Beaufortskala, mal acht plus zwei hoch weiß der Geier wieviel.

Mir bricht der Schweiß aus bei der Vorstellung, daß ich heute vielleicht weder ein ganzes Päckchen Kippen bekomme noch – um so mehr – eine Flasche Wein oder unter besseren kausalen Umständen auch zwei, an drei wage ich selbst in meinen kühnsten erotischen Träumen nicht zu denken. Obwohl es im Prinzip bei mir kein bißchen so ist, daß ich, wenn ich nichts habe, einem anderen was wegnehme. Denn ich kenne solche, zu mir selbst kann ich das ja ruhig sagen, denn wenn man mit sich selbst redet und kein anderer es hört, verrät man ja kein Geheimnis, außerdem rede ich so, daß meine Stimme mit dem Kreischen der Stille verschmilzt, damit einer, der gerade in der Nähe ist, nichts hört, obwohl ich stark bezweifle, daß einer in der Nähe ist. Denn ich bin mir fast sicher, daß gestern, als ich tagsüber schlief, ein Wagen vom Gesundheitsamt mit einem Lautsprecher auf dem Kasten vorbeifuhr; zuerst spielten sie Diskorhythmen, damit die Leute zuhören, und dann unterbrachen sie die Musikveranstaltung plötzlich und brachten einen Typ, der vom Blatt liest und sich kein einziges Mal vertut, daß es morgen von früh an verboten ist, durchs Dorf zu gehen, weil ordnungsgemäß der Boden gespritzt wird, aufgrund der ausgedehnten Ansiedlung von Tollwuterregern, die von kranken Füchsen aus dem Wald verbreitet werden, indem sie unsere Haushunde beißen, und davon können unsere Kinder wütend werden, beim Anblick von Wasser weinen und ihre nichtsahnenden Eltern beißen. Diese Bakterien sind auf allen Flächen des Dorfes verbreitet, und man kann sie nur mit Hilfe des amtierenden Bürgermeisters loswerden, der als Dank für die Unterstützung bei den Wahlen das Gesundheitsamt geschickt hat, das gratis diese Erreger besprühen wird, um sie an Ort und Stelle zu töten, und das Sprühen ist für Menschen schädlich oder sogar tödlich, sogar in Kleidern, denn dieses Mittel frißt jede Wolle durch, dringt in die Haut ein und bewirkt eine Lähmung der oberen Atemwege und im Endeffekt den Tod unter Krämpfen und in einer Blutlache. Und zu den am meisten verseuchten Gebieten gehört unter anderem die Haltestelle, wo das Niveau der Erreger um 28,5 mal höher ist als im europäischen Durchschnitt, und wenn sich zufällig jemand dort befindet, soll er umgehend seinen Hausarzt aufsuchen und die Augen mit einer großen Menge von fließendem lauwarmem Wasser ausspülen. Das haben sie ganz deutlich gesagt, und mich erwartet jetzt der Tod durch dieses Sprühzeug, ich spüre die Anomalie sogar schon in mir, wie sie bohrt und sich hineinfrißt, wie alles in mir sich streitet, der Magen mit der Milz, wie die linke und die rechte Lunge mit der Waffe in der Hand zusammen über das Herz herfallen, wie alles durcheinanderkommt und nicht mehr heißt, wie es heißen soll. Also erzähle ich mir selbst was, um mir die Zeit angenehmer zu gestalten, also wenn Pietrek plötzlich mal Geld hat, einen Fünfziger zum Beispiel, sagt er: »Ich spendiere allen, die vor dem Laden sitzen, eine Flasche, denn ihr seid für mich alle mehr als Familie, ihr seid meine Väter und Mütter, meine Brüder und Schwestern, deshalb spendiere ich jedem von euch eine Flasche Wein.« Und manchmal, wenn er das sagt, weint er dabei ein bißchen, man sieht, wie er mit der Rührung kämpft, alles in seinem Gesicht bebt, und langsam besiegt ihn die Rührung, weil Pietrek sich seiner Liebe zu uns bewußt wird, die die Kraft eines Wasserfalls hat und gleichzeitig zart wie ein Rinnsal ist. Und wenn Pietrek sich klarmacht, wie er uns liebt, daß wir das gleiche wollen, für uns und für ihn, dann beherrscht uns zusammen diese Kraft, nicht jeden einzeln, sondern alle zusammen, und unsere Köpfe verbinden sich zu einem einzigen. Und wenn wir dann alle eine einzige betrunkene Person sind, die die gleichen Probleme mit der Familie und mit der Gesundheit hat, vereinigen wir uns zu etwas, was unsere Personen übersteigt, und dann hält jeder inne, denkt über sich nach und kommt zu dem gleichen Ergebnis, daß wir füreinander das Beste auf der Welt sind, daß wir uns mehr lieben als unsere Familien und unser Leben. Denn Pietrek vermag mit seinen Worten solche Gefühle in einem zu wecken, daß alles andere dahinter verschwindet. Wenn er unverhofft kommt und sagt, er spendiert was, weil ihm das Geld am Arsch vorbei geht, dann ist das, als hätte man die Absolution vom lieben Gott persönlich erhalten, als hätte man gebeichtet und wäre gleich darauf zur Kommunion gegangen, um nicht zufällig zwischendurch zu sündigen.

Im Vertrauen kann ich ja sagen, daß ich alles weiß, schließlich ist Pietrek ein guter Kumpel von mir, und einmal, als er betrunken war, hat er mir erzählt, woher das alles kommt, denn es kommt eben nicht von allein, sondern der Punkt ist, daß Pietrek hingeht und es sich nimmt, ohne zu fragen, denn wenn er fragen würde, würde jeder nein sagen. Obwohl ich mir das schon von selber gedacht hab, ich bin ja schlau und kann zwei und zwei zusammenzählen. Fünfhunderttausend, das heißt nach dem neuen Geld fünfzig Zloty, die kann man nicht scheißen wie goldene Dukaten, das gibt's ja nicht, daß man die nicht hat, und dann ächzt man ein bißchen, es geschieht ein Wunder, und plötzlich sind sie da.

Und wenn ich auch generell keinen genauen Plan für den Banküberfall kenne, das heißt, was man konkret macht, detailliert beschrieben wie der Busfahrplan, zum Beispiel, um sieben Uhr dreißig eine kleine Attacke, Geld erpressen von den Kindern, die zur Schule gehen, zwei Stunden später, nach der Pause für die Reklame, der Raub eines Autoradios durch Einschlagen der Scheibe, für die Verspätung, die sich noch weiter verschieben kann, bitten wir um Entschuldigung. Bim bam. Tja, Pietrek ist eben geheimnisvoll, wie ein Spion aus dem Reich der Regenmäntel, einerseits sagt er mir unter Freunden, daß er seine Einkünfte auf nicht besonders legale Weise erzielt, aber in Wirklichkeit erklärt er, selbst wenn er fast bis zur Besinnungslosigkeit besoffen ist, für nichts in der Welt seine Einkommenssituation genauer. Aber ich weiß mit Sicherheit von seinen Anfängen, wegen denen haben sie nämlich später ihm und noch einem anderen jungen Typ, der wie ich gelbe Papiere hat, die Spitznamen Bär und Petz gegeben.

Der Tag war sonnig und wolkenlos, aber es regnete ein wenig, wie es am Anfang einer Erzählung heißt, und sie wollten sich auf den Weg zu den Imkereiprodukten machen. Ich war sozusagen kein direkter Zeuge, und wenn mich jemand jetzt zufällig hört, dann soll der Spitzel in sein Notizbuch schreiben, daß ich von nichts wußte, daß ich damals gar nicht da war, weil ich zu privaten Zwecken in der Stadt war, zu welchen genau, muß er nicht schreiben, weil das meine Privatsache ist. Und wenn jemand das mit einem Diktafon aufnimmt, dann soll er jetzt das Mikrofon lauter stellen oder näher rangehen, dann wiederhole ich alles, damit es keinen Zweifel juristischer Art gibt. Daß ich in diesem Fall von nichts wußte und Pietrek mir erst danach davon erzählt, das heißt, mich vor vollendete Tatsachen gestellt hat, und an der nächsten Sache, von der ich gleich erzähle, war ich, wie ich bereits an der entsprechenden Stelle vor Gericht gesagt habe, unter Einfluß von alkoholischen Getränken beteiligt, die mir gegen meinen Willen sowie unter Zwang und Androhung von Gewalt eingeflößt wurden. Außerdem darf man die materielle und geistige Situation nicht vergessen, denn ich stand mit dem Rücken zur Wand und mußte eine junge Witwe finanziell unterstützen, die von dem von mir erhaltenen Geld für ihre drei Monate alte Kinderschar sowie zwei Neugeborene Milch und Medikamente kaufen wollte.

Aber jetzt werde ich mich innerlich disziplinieren und nur über das sprechen, über was ich eigentlich sprechen wollte. Ich höre auf, weiß der Geier wohin abzuschweifen, denn alles hat seine Zeit.

Pietrek und dieser andere Junge machten sich also scheinbar auch auf den Weg zum Fischen – mit dieser Tätigkeit verbinde ich derart unangenehme Erinnerungen, daß es mich, wenn ich daran denke, ein bißchen zu schütteln anfängt aufgrund der Nervenzellen im Kopf, die über den ganzen Körper emigrieren und so ein Zittern auslösen. Und sie gingen einfach los, obwohl es nicht Nacht war, sondern Tag, und ich überlege mir zum Beispiel, ob sie nicht wußten, daß man am Tag alles sieht, vielleicht verstehe ich ja bestimmte Dinge nicht, ich darf das ja, ich hab ja Papiere, die das bestätigen, mit einem Stempel versehen und von Doktoren unterschrieben. Vielleicht kapiere ich manchmal nicht, wie irgendwas funktioniert, wie was entsteht und warum oder wozu, aber verdammt noch mal, eines weiß ich: Wenn Tag ist, dann sieht man alles, weil es hell ist. Dafür braucht man keinen speziellen Kurs oder Schulabschluß, denn es gibt nichts Normaleres und Gewöhnlicheres als die Tatsache, daß man am Tag sieht und in der Nacht im Gegensatz dazu nicht sieht, weil es dunkel ist. Und sie versteckten sich nicht einmal besonders, und Pietrek sagte mir später, daß das ein Angriff von Spezialeinheiten auf vorher festgelegte Punkte werden sollte, daß sie sogar ihre Uhren zusammen gestellt haben, damit alles klappt, und dann ist es in die Hose gegangen, weil zwischen ihm und seinem Kumpel die Zeit nicht übereingestimmt hat, weil er keinen Sekundenzeiger hatte, sondern nur so eine mit zwei Zeigern, und dieser Junge hatte eine elektronische Montane mit Melodien, die man auf die Sekunde genau einstellt, und sie konnten sich nicht richtig abstimmen. So hat Pietrek den Grund seines Scheiterns dargestellt, worauf ich ihm erklärt hab, daß das Schwachsinn ist, das Entscheidende ist, daß es Tag war, und ich versuche ihm so gut ich kann klarzumachen, daß es überhaupt nicht um die Uhren ging und auch nicht darum, daß er keinen Salto vorwärts gemacht hat oder keine Rolle rückwärts und keinen Handstand, bevor er sich an diesen Bienenstand rangemacht hat, denn sie hatten es auf Honig abgesehen. Ich weiß bis heute nicht, ob sie einfach Lust auf ein Honigbrot hatten und kein Geld, sich welchen zu kaufen, und deshalb stehlen wollten, oder ob jemand sie reinlegen wollte, zum Beispiel, ob irgendeine Honigmafia mit ihnen Kontakt aufgenommen hat, vielleicht irgendwelche Landwirte und Imker aus dem Westen, welche aus der EU mit jüdischem Hintergrund, die Polen aufteilen wollen, den Niedergang der Landwirtschaft und des Polentums anstreben, in unserer Heimat ein Erholungsgebiet einrichten wollen und es darauf abgesehen haben, daß die polnischen Imker und Milchproduzenten bankrott gehen, in erster Linie, um dann das Land aufzukaufen und mit Freimaurern aus Deutschland sowie anderen Ländern der EU zu besiedeln. Aber jetzt ist nicht die Zeit für Politik, davon bekomme ich womöglich noch Halsschmerzen oder die Scheißerei, und das ist ganz entschieden nicht angesagt.

Eins, zwei, drei und sogar vier, und nichts tut sich, und es ist möglich, daß wir entgegen allem Anschein minus null haben und außer der Pfütze auch die Zeit gefroren ist. Und zwar so stellenweise, ausgewählt und selektiv, daß zum Beispiel die Zeit um die Haltestelle herum jetzt ein Kristall ist, das alles wiederspiegelt, was schon stattgefunden hat, und die Zeit innerhalb der Haltestelle ist ein totaler Spiegel, der außer diesem Kristall auch das wiederspiegelt, was ich im Kopf habe. Und deshalb bin ich von dieser abartigen Quatscherei befallen.

Abgesehen von der Haltestelle meine ich im Moment das ganze Dorf. Dort ist es nur ganz leicht gefroren, ein leichter Überzug auf der Oberfläche ist entstanden, und alles geht langsamer vor sich, denn das Öl im Getriebe ist hart geworden, und die Maschinerie funktioniert nicht mehr so gut, sondern stottert manchmal sogar, denn im Endeffekt muß es ja irgendwie klappen, in den Papieren muß alles stimmen, und wenn lange nichts geschehen ist, wenn das Getriebe für mehr als ein paar Zigaretten blockiert war, dann erfolgt ein Sprung. Und plötzlich wissen die Leute nicht, warum sie sich im Laden befinden, wo sie doch kurz davor im Stall waren, warum sie jetzt hier sind, wo sie doch woanders waren, alles kommt durcheinander, aber sie fragen nicht, weil das Denken zu mühsam ist und eigentlich auch überflüssig, man vergeudet dafür wichtige Zeit, von der es aus unerfindlichen Gründen sowieso immer weniger gibt, als hätte jemand ein Stück von dem Band abgeschnitten, ein Stück von dem Weg, den die Zeiger gehen, einfach amputiert wie einen überflüssigen Körperteil und auf den Müll geschmissen. Aber es gibt noch eine andere Möglichkeit. Wenn denen da oben etwas verreckt mit der Zeit, wenn Gott und den Engeln die wundertätigen Keilriemen und Kurbelwellen reißen, die der heilige Petrus persönlich bedient, der höchste himmlische Mechaniker, wenn da oben etwas Wichtiges im Arsch ist, nicht das Spülbecken vom lieben Gott, das ist Pipikram, sondern wenn etwas mit Mordseffekt und großem Knall den Bach runter geht, dann ruft man Petrus. Ich sage nicht, daß ich mir da sicher bin, denn im Fernsehen haben sie davon nie was gebracht, weder in den Nachrichten noch in einem Film. Ich denke nur, daß es so ist, aber ich würde mich nicht streiten, wenn jemand etwas anderes behauptet. Und was die andere Möglichkeit betrifft, wenn ihnen die ganze Maschine eingefroren ist, dann kann es sein, daß man sich immer am gleichen Ort befindet, der Zeiger zeigt zwar scheinbar, daß er geht, daß er mit seiner Kraft alles ringsum weiterschiebt, aber diese Armbanduhren bewegen sich nur auf einigen Quadratmetern, scheinbar geschieht etwas ringsum, man kann die Sekunden zählen, aber es ist immer das gleiche, die Sonne an der gleichen Stelle und die Wolken auch. Der Tag hat nicht die Absicht, zur Nacht zu werden. Na ja, und das muß dann mit Hilfe der ersten Methode ausgeglichen werden. Aber ich glaube, ich quatsche einen fürchterlichen Scheiß, denn ich habe immer noch nichts getrunken und bin mit den Nerven so am Ende, daß es mich schüttelt. Und was die erwähnten Themen betrifft, so habe ich den Eindruck, daß ich etwas über Pietrek und seine nicht ganz koscheren Geschäfte erzählt habe, das heißt, einfach über diese kleinen, bißchen illegalen Dinge, wenn ich auch vor meinem eigenen Gewissen zugeben muß, daß ich mich etwas unklar ausdrücke, denn mit der Illegalität ist es das gleiche wie wenn jemand, genauer gesagt, das andere Geschlecht, schwanger wird, das heißt, schwanger ist, denn wenn das der Fall ist, dann gibt's nicht ein bißchen schwanger oder sehr schwanger, man kann nicht halb und halb schwanger sein oder so ähnlich. Mit der Illegalität ist das genauso, entweder – oder, ja oder nein. Aber Pietreks größte Leistung im Leben war, man muß schon sagen, eine Heldentat, die leider nicht gelungen ist wegen dem Mann von der Frau, die früher in der Kneipe neben dem Laden verkauft hat, aber nur kurz, und das wegen meiner Wenigkeit, weil ich eines Sommer- oder Herbstabends dorthin ging und sie fragte, ob sie weiß, auf welche Art und Weise aus einem einzigen Backstein ein großer Schornstein werden kann, wie in der Ziegelei, und sie darauf: »Also Bombel, was soll der Scherz? Wie soll aus einem Backstein ein Schornstein werden?«, ich hätte nur Scherze und Quatsch im Kopf, und ich wäre ein alter Esel und sollte mich eigentlich schämen, daß ich mich anstelle wie ein Kind. Und ich weiter, weißt du's oder nicht, ja oder nein, Licht in die Augen, wie im Verhör, nur mehr als Scherz, ich war ja schon etwas beschwipst, aber das versteht sich ja von selbst, wenn ich nicht getrunken hätte, wäre ich bestimmt nicht zu dem Zweck dorthin gegangen, zu welchem, wird sich noch zeigen, das erzähle ich gleich.

Ja, hier muß ich auf bestimmte Dinge aus der Vergangenheit zurückkommen, damit verständlich wird, daß ich mir einen Backstein tätowieren ließ, aber an einer schlauen Stelle, so daß infolge bestimmter Gedanken oder Anblicke aus dem Backstein langsam oder auch ganz schnell ein langer, langer Schornstein wurde. Na ja, es tat weh wie verrückt, als mir ein Bekannter aus der Stadt, der allen, die das wollen, nackte Weiber unter die Haut fabriziert, als der die Tinte hineingestochen hat. Aber ich bin da hart im Nehmen, denn was heißt das schon, sich am Arm oder am Bauch Tusche einstechen lassen, so leicht hab ich's mir nicht gemacht, ich hab sofort gesagt, ich will einen Schornstein, der aus einem Backstein entsteht, und ich weiß bis heute nicht, was zuerst da war, das heißt, ob das, was ich da eintätowiert habe, ein Schornstein ist, aus dem ein Backstein wird, oder ein Backstein, der sich in einen Schornstein verwandelt, und was damit einhergeht, ich hab keine Ahnung, ob der Typ mir das eine oder das andere zuerst eingeritzt hat, aber das ist auch egal. Denn als ich damals in die Bar kam, da fragte ich, bevor ich den Hosenschlitz aufmachte, die Bedienung, ob sie das weiß oder nicht, und ich bitte sie aufdringlich, mir zu antworten: eins von beiden, ja oder nein. Und sie lacht und hält es für einen Scherz, und es war ja auch ein Scherz, aber weil sie es für einen Scherz hielt, konnte sie sich nicht entscheiden und antworten. Aber schließlich brachte sie es mühsam und unentschieden hervor, als ginge es nicht um eine einfache Antwort, als wollte sie mich mindestens heiraten, denn als sie es schließlich sagte, stöhnte sie dabei, was ganz komisch klang. Und kaum hatte sie »ja« gesagt, da wartete ich gar nicht mehr, sondern zack! – schon habe ich die Hose runter und alles rausgeholt, vorneweg, um es anders auszudrücken, mein stolz aufgerichtetes Haupt.

Aber um auf das Thema zurückzukommen, danach, als ich meine Geräte herausgeholt hatte, da kniff ich die Augen zusammen und stellte mir ganz stark vor, daß hinter der Bar eine von den Tennisprofis sitzt, daß sie gerade versucht, den Ball zurückzuschlagen, nach oben springt, und als sie wieder herunterkommt, hebt der Wind ihr ein wenig das Röckchen hoch, und man sieht einen kleinen Streifen ihres weißen Slips. Und das hat sofort gewirkt, denn mein Backstein begann zu wachsen, und jeden Moment wäre ein Schornstein draus geworden, und wenn etwas geschehen wäre, hätte sogar Rauch rauskommen können. Den Rest überließ ich ihrem weiblichen Instinkt, der Tatsache, daß sie den Blick nicht von meinem im Bau befindlichen Schornstein würde wenden können, daß sie schauen und nicht mehr atmen können würde bei diesem heftigen Bombenangriff auf ihre Person. Und als ich fertig war mit dem Prahlen, da weinte sie fast, sie bebte am ganzen Leib und verließ ihren Posten, denn sie ging in den Hinterraum und wurde fast ohnmächtig vor Rührung. Und ich war ganz stolz, daß ich so auf Frauen wirke.

Aber sie telefonierte aus dem Hinterraum mit ihrem Mann, der locker hundertfünfzig wog und, verdammt noch mal, der war riesig. Ein Wal auf zwei Beinen oder ein Dinosaurier, der überlebt hat. Oder irgendein anderes Ungetüm, jedenfalls kein Mensch. Und der redete anders mit mir, aber er schlug nicht irgendwie fürchterlich zu, sondern streifte mich nur ein paar Mal während des Gesprächs, denn – das ist der Witz –, der ist einer in Uniform, mit dem hatte mein Kumpel Pietrek später Unannehmlichkeiten, die auch damit zusammenhingen, daß er eine Uniform trägt und hundertfünfzig Kilo Lebendgewicht auf die Waage bringt. Aber um von vorne anzufangen – um die natürlichen atmosphärischen Umstände zu skizzieren –, muß ich erwähnen, daß es Nacht war, schon gegen zwei, die Laterne an der Haltestelle war gerade ausgegangen, denn die geht meistens zwischen eins und zwei aus und dann gegen vier wieder an. Und Pietrek hatte einen Plan, um genauer zu sein und um das laut und deutlich zu sagen, ich hatte damit nichts zu tun, ich habe nur alles gesehen, weil ich in der Nähe wohne und gerade nicht schlafen konnte; ich ging gerade sinnlos zwischen meinen vier Wänden hin und her und trank Tee, das Fernsehprogramm war aus, und wenn man den Apparat anmachte, dann kam ein langgezogenes Piepsen, das sich mit der Stille verband, das mit ihr harmonisierte, und es war tot und starr, als wäre jemand Wichtiges gestorben und allen täte es leid um ihn. Und als ich zufällig aus dem Fenster sah, da hatte ich das ideale Nachtprogramm, eben deshalb weiß ich alles, weil ich eigentlich die ganze Zeit nur aus dem Fenster geschaut habe, und den zweiten, der Pietrek half, habe ich auch gesehen, denn ich kann meine Aufmerksamkeit aufteilen und habe Adleraugen, und im Übrigen wäre es schwierig gewesen, ihn nicht zu bemerken, denn er sah aus, als wäre er einem Film entsprungen, er lief mit der Geschmeidigkeit einer Katze, floh in westliche Richtung und verpißte sich tatsächlich dermaßen, daß es keine Chance gab, ihn mit konventionellen Methoden zu finden, ohne Hilfe eines Helikopters aus einem amerikanischen Thriller, ohne Bullen und Infrarotgeräte war das unmöglich. Aber Pietrek versteckte sich gar nicht, er lief sofort zur Tür des Ladens, der das Hauptziel war, der die Windmühle war, gegen die Pietrek mit der Lanze loswollte; er hatte eine Plastiktüte dabei und darin Werkzeug, der zweite war zu dem

Zeitpunkt noch nicht abgehauen und half ihm, dabei war er unbeschreiblich schön. Man konnte sehen, daß Pietreks Kumpel schnell und stark war, man konnte auch sehen, daß er klug war und er sich das alles ausgedacht hatte. Ich habe das auf eine Entfernung von hundert Metern in der Nacht bemerkt, also muß es wirklich so gewesen sein. Und sie machten sich schon an der Tür zu schaffen, schon hatten sie sie mit Gewalt geknackt, schon war der Zugang zum Paradies offen, zu den Gabelstaplern mit Wein, zu der Schokolade, zu all den farbigen, alkoholhaltigen, dickflüssigen Mitteln, zu acht Sorten Wodka, zu – es fällt mir im Moment schwer, das auszusprechen, bei der Vorstellung verschlägt es mir die Sprache, haut mich um, legt mich in drei Sekunden flach, einschließlich K.o., sowohl technisch als auch direkt. Und sie hatten die Tür schon aufgebrochen, und in den Köpfen hatten sie nur die Zukunft, sie dachten nicht mehr daran, daß sie das alles raustragen müssen, daß sie an die dicken Flaschen ran müssen, die da schön gleichmäßig in einer Reihe stehen, alle auf den Gabelstaplern, wunderschön, hell, blau, wie das Tabernakulum mit der heiligen Hostie drin, sie dachten nur noch daran, wie das sein wird, daß sie sich zu Hause einschließen und einen Monat lang nicht rausgehen, daß niemand sie zu Gesicht kriegen wird, daß sie für die Welt, für die Menschen verschwinden, einen Monat lang einfach nicht da sein werden, daß sie auf die ideale Reise gehen mit dem idealen Brennstoff. Und es kam zu einem Stillstand bei der Arbeit, sie mußten sich setzen, mußten eine rauchen und beeilten sich gar nicht.

Und da ging gerade ein Soldat der Abteilung Grenzschutz vorbei, dem ich es verdanke, daß ich mich sicher fühle, wenn ich abends einschlafe, weil ich weiß, daß tapfere Soldaten die Grenze unseres Vaterlands vor fremden Eindringlingen bewachen, vor den Slowaken, die mit ihren gierigen, lüsternen blutunterlaufenden Augen nur darauf warten, so viel wie möglich vom Territorium unseres Landes zu besetzen, von unserer Muttererde, aber ich schlafe ruhig, weil ich eben weiß, daß tapfere polnische Jungs mich beschützen, und das nicht nur vor den Slowaken, sondern sogar vor den Tschechen, und – schwer zu glauben, daß sie so mutig, männlich und unerschrocken sind – auch vor den Ukrainern.

Und der Soldat, der vorbeiging, das war eben der mit den hundertfünfzig Kilo Lebendgewicht, dieser mit Fett vollgepackte Blödmann, obwohl er eigentlich ganz nett ist, er hat mich nicht einmal geschlagen, dabei hätte er mich einfach zermalmen können, ohne zu fragen, was ich dazu zu sagen hab. Und der hatte ein Funkgerät; da die polnische Armee an der Seite der tapferen amerikanischen Jungs steht, muß sie auch alle möglichen Schikanen haben. Na ja, und er bemerkte Pietrek, worauf ich schon seit einiger Zeit raus will. Und er benutzte das Funkgerät, die Wache ist ja nur paar Schritte vom Laden. Und er schlich sich hinein, wahrscheinlich fühlte er sich wie ein Geheimagent vom Spezialdienst auf feindlichem Gebiet, siebenunddreißigtausend Kilometer von den Verbündeten entfernt und achtzehntausend Kilometer von der nächsten Zivilisation und vom Trinkwasser. Aber er hatte eine Pistole, und das war gar nicht zum Lachen. Denn der Ärmste keuchte vor lauter So-tun-als-ob und wurde dabei so rot, als hätte er plötzlich zuviel Sonne abgekriegt, ohne eine Creme mit Schutzfaktor zu benutzen, als hätte man ihn mit roter Wasserfarbe angemalt, und keuchend stand er an der Tür des Ladens und sagte zu Pietrek und seinem Kumpel, jetzt ist Schluß, sie sollen die Waffen wegwerfen, sonst würde er schießen. Der Kumpel war in dem Moment, wo der Dicke das sagte, schon nicht mehr da, der verpißte sich durch die Wiesen und Wälder, und er war tierisch schnell, und dabei türmte er mit großer Grazie, da kann man neidisch werden, so eine Grazie in den Bewegungen. Und dann kamen Soldaten und nahmen Pietrek im Prinzip fest, ein bißchen polierten sie ihm dabei die Fresse, und ich weiß nicht, wie es kam, daß sie ihn nicht für einige Jahre einbuchteten, sondern nur für läppische drei Monate, aber auch das reichte für Pietrek, um stolz wie ein Spanier zurückzukommen – als Krimineller. Und wenn ich an die Gabelstabler denke, an diese Flaschen voll mit flüssiger Erleichterung, dann kann ich einfach nicht verstehen, warum das so eingerichtet ist, daß so was allen gelingt und Pietrek zum Beispiel nicht, was hätte es geschadet, wenn er ein bißchen von der Ware zu sich nach Hause geschafft hätte, kein Mensch hätte Schaden genommen, und wie viele hätten davon profitiert. Ich glaube, da hat sich jemand einen Spaß erlaubt, sie waren doch schon so nah am Ziel, sie hatten alles in Reichweite, es gehörte schon ihnen, sie hätten die Sachen nur raustragen und an einen anderen Ort bringen müssen. Ehrlich gesagt, ich kann das nicht begreifen und nicht verschmerzen, bis heute kann ich nicht schlafen, das hat sich mir so eingeprägt, daß ich es nicht vergessen kann, ich kann da nicht einfach vorbeigehen und weiterleben, als wäre nichts geschehen.

Betrug

Im Prinzip verliert sich jetzt alles und bleibt hinter mir zurück, als würde ich mich selbst überholen, in einem guten japanischen Auto, stromlinienförmig und gut gebaut wie Pamela Anderson, mit einem riesigen Motor, der den ganzen Vorrat der Tankstelle aufnehmen könnte, wenn ich sagen würde, ich will volltanken, und der Typ mit dem schmutzigen Overall, der genauso riecht wie sein Arbeitsplatz, würde gießen und gießen, er könnte gar nicht aufhören und würde allmählich sauer werden und sich fühlen, als könnte er sich nicht richtig auspissen, als würde immer noch was rauskommen, bis schließlich der Brennstoff alle wäre, und ich würde sagen, halb erstaunt und halb sauer, wenn er mir den Tank nicht vollmachen kann, dann ist das seine Schuld, die Firma erfüllt nicht ihre Voraussetzungen gegenüber dem Kons menten, und wenn das so ist, dann tanke ich gemäß dem vilrecht Artikel soundso auf Kosten der Firma, und würde ich mit quietschenden Reifen losfahren und gar nicht warten, was er macht, und alles würde hinter mir einstürzen. Und überhaupt. Ein einziges großes Chaos hinter mir, und ich in dem Auto mit den roten Schlitzaugen. So sind gerade meine inneren Gefühle, mir ist, als hätte ich sie in einem bestimmten Moment hinter mir gelassen, als wäre ich zu schnell gewesen und hätte sie einfach überholt, und sie müssen jetzt an der roten Ampel warten, während ich einfach fahre, und die Vorschriften gehen mir am Arsch vorbei, weil ich so ein cooler und lockerer Typ bin, daß die Polizei auf der ganzen Welt und besonders in meinem Land mir scheißegal ist. Eigentlich ist das, vor dem ich davongefahren bin, ein Nebel, in dem man nichts sieht, es gibt keine Formen, eigentlich gibt es gar nichts, es ist ein einziges großes weißes Nichts. Und ich spüre sogar einen Windhauch auf meiner Kopfhaut, denn das rote Wunderding mit Sport- und Vierradantrieb hat kein Dach, aber wenn es zu regnen anfängt, dann drücke ich einen Knopf, es rauscht ein bißchen, und hinter mir schiebt sich eine Konstruktion aus Metall und Leinen heraus, ich habe ein Dach über dem Kopf, und kein Tropfen kann etwas von dem auflösen, was ich denke. Es weht so stark, daß ich ein Rauschen in den Ohren spüre, daß es nichts mehr gibt außer diesem bescheuerten Wind, der mitten in die Ohren und direkt in den Kopf bläst, aber ich kann alles aushalten, weil ich furchtbar hart bin. Und so fahre ich mit zweihundertzwanzig, mit den besten ausländischen Reifen, quietsche in den Kurven und sehe, wie am Rand eine Frau geht mit einem Rock in der Farbe meiner Karosserie, das ist einfach Schicksal und Vorsehung, und ich weiß, wenn ich anhalte und mein modernes Roß mit Klimaanlage ungefähr zweimal im Kreis drehe, dann wird sie innen und außen genauso rot und wird mich begehren wie ich sie, und dabei stelle ich die Musik so laut wie möglich, daß ihre Kraft alles ringsum plattmacht, daß alle sich in irgendwelche Löcher verkriechen, nur ihr wird das gefallen, was aus den Lautsprechern kommt, eine Disko für zwei wird das sein, und da wird über die Liebe gejohlt, wie das zwischen uns sein könnte, zwischen ihr und mir, und wenn ich mich dann mit Karacho in die Kurve lege, während ich herunterschalte, dann sage ich etwas, wo sie denkt, das ist amerikanisch, denn das ist die internationale Sprache aller Coolen. Na ja, und dann geht es weiter wie auf dem deutschen Satellitenprogramm Freitagnacht nach zwölf. Fast wie am Ende der Welt, nur ein bißchen anders, ein anderer Stil. Zähneklappern, aber ohne Heulen. Ich muß tief einatmen und vorher ausatmen, um ruhig zu werden und mich innerlich auf die Reihe zu kriegen.

Na ja, es ist alles in Ordnung, aber nur im ersten Moment, denn es kommt kein Auto, kein Schwein. Und das einzige, womit ich mich fortbewegen kann, ist mein Wagen und das Pferd, das ich vor den Klauen dieses gerissenen Gerichtsvollziehers gerettet habe, vor diesem Dieb und Banditen, der lieber einer ehrlichen Arbeit nachgehen sollte, statt anständige Leute zu triezen, die ihm nie etwas getan haben. Mein Pferd ist wunderschön, und wenn ich ein Vertreter von jungen Pferdedamen wäre, würde ich auf der Stelle darauf fliegen und mich so hinstellen, wie es die Ausführung dieses uralten, alle Gattungen umfassenden Rituals verlangt. Aber wenn jemand mich belauscht, dann soll er lieber nicht im Dorf herumerzählen, daß Bombel jetzt endgültig übergeschnappt ist, daß er jetzt schon laut davon träumt, einem Pferd den Hintern hinzuhalten, darum geht's nämlich überhaupt nicht, und wenn er das nicht versteht, dann soll er lieber gar nichts sagen, sonst hau ich ihm eins auf die Nase, ohne groß zu fragen, weder vorher noch nachher. Ich donnere ihm eins rein und verschwinde in der dunklen Nacht, keiner hat was gesehen, keiner hat was gehört. Bombel als Spitzel und Superspion. Getarnt durch die Kleidung, die ich für die Arbeit habe, von einem Bekannten in der Armee, mit einem Stirnband, die Fresse mit Kriegsbemalung beschmiert. Also, wenn einer lauscht, dann soll er wissen, mit wem er es zu tun hat, und wenn er auch nur einen Piep sagt, wird ihn sein ganzes Leben die Rache verfolgen. Und wenn er tot ist, werde ich dem Hund beibringen, neun Mal täglich auf sein Grab zu pissen. Ich bringe den Hund dahin, wo er beerdigt ist, und warte, bis er sich ausgepißt hat, und wenn er sich dann schüttelt, habe ich extra für diese Gelegenheit gekauftes Pedigripal oder Championship dabei und gebe ihm zur Belohnung je eines, und wenn er aufs Grab scheißt, gebe ich ihm beides gleichzeitig. Kein Schwanz ist so blöd, daß er das nicht lernt.

Wenn du also zufällig lauschst, dann paß auf, kein Ton darüber, daß ich von dem Pferd gevögelt werden will, das hab ich nur gesagt, um seine unwiderstehliche Schönheit zu unterstreichen. Und wenn ich mit dem Wagen fahre, der am Kummet festgemacht ist, wenn ich auf dem Querbalken sitze, wenn ich mit einer Hand die Zügel halte und mit der anderen eine rauche, dann ist mir niemand überlegen, selbst wenn dieser jemand mit einem zwei Jahre alten roten Metallic fahren würde mit ausfahrbaren Scheinwerfern, Spoiler und Scheibenwischern hinten, selbst wenn alle Nutten zu ihm auf den Rücksitz hüpfen und kein Geld verlangen würden, wäre er mir unterlegen, und ich würde mich besser und wichtiger fühlen. Manchmal spanne ich extra und ohne Grund das Pferd an und fahre von einem Ende des Dorfs ans andere, damit die Leute nicht denken, daß ich nur ein Rowdy und Mistkerl bin, damit sie sehen, wie mein Pferd glänzt, weil ich es oft bürste und so eine Flüssigkeit habe, die ich auf das Heu gieße, und wenn es dieses Heu mit der Flüssigkeit frißt, glänzt das Fell viel mehr, als wenn es Heu ohne alles frißt. Und ich bin voller Würde, wenn ich so dasitze und alle mir am Arsch vorbeigehen, nur kann ich im Moment diese große Annehmlichkeit gar nicht genießen, weil ich mich permanent vor diesem Plünderer im Staatsdienst fürchten muß, der vom lieben Gott eine dreifache Portion Gaunerhaftigkeit abgekriegt hat, denn als für unsere polnischen Landsleute die christliche Nächstenliebe ausgeteilt wurde, da hat der Blutsauger den Schalter verwechselt und ist wieder an die Ausgabe für Arschlöchrigkeit geraten, weil er im Prinzip nur dort landen konnte. Und ich muß jetzt aufpassen, denn wenn er mich beim Fahren mit dem Wagen erwischt, wird er sicher fragen, woher mein materieller Besitz stammt, lebendes Inventar, ein Stück, nach den Fortpflanzungsorganen zu schließen, männlichen Geschlechts, sowie ein Lastfahrzeug, dessen Grundmaterial Holz ist, vermutlich Kiefer, dazu Räder mit Gummieinfassung, vier Stück, plus – überplanmäßig – Lenkung mit Material tierischer Herkunft. Und ich darauf: Fick dich doch selber, das gehört nicht mir, sondern dem Nachbarn. Und er muß abhauen, weil ich prinzipiell keinen Bock habe, mit ihm zu reden.

Aber jetzt Achtung, ich bitte um ein Trompetensignal, mit Fähnchen, direkt in den Himmel, denn am Horizont taucht mit schwankendem Schritt mein Freund Pietrek höchstpersönlich auf und hat die Taschen vollgestopft, was ich trotz der Entfernung genau sehe, und zwar mit etwas Länglichem, was sicher Glas ist und genauso sicher alkoholhaltiger Wein heimischer Produktion. Und jetzt sehe ich schon, daß er irgendwie aufgebracht ist, er keucht und schnauft, ich sehe, daß er am liebsten jemandem die Beine aus dem Arsch und bei der Gelegenheit die Kutteln aus dem Bauch reißen und dann alles den Hunden zum Fraß vorwerfen würde, und ich weiß, in ein paar Sekunden kommt er und sagt: »Hallo Bombel, hast du nicht zufällig einen in der Nähe, dem ich die Fresse polieren kann …? Ich bin total genervt, mein Leben fällt auseinander, sie haben mir die Stütze gestrichen, ich habe nichts mehr für meinen Unterhalt, mein Mädchen ist mit einem anderen abgehauen, und außerdem sind mir unterwegs zwei Flaschen kaputtgegangen, und die, die ich in der Tasche habe, sind leer, ich will sie nur im Laden abgeben, wenn er aufmacht.« Und wenn er mir das sagt, kriege ich parallel zu ihm die Wut, und mir kommt da ein Gedanke in den Sinn, den ich laut und deutlich ausspreche, damit meine Person alles gut verstehen kann, ich wiederhole noch einmal, gerade kommt mir der Gedanke, daß im Prinzip so jemand in der Nähe ist. Aber Pietrek ist schon nähergekommen und hat Schaum vor dem Mund, offensichtlich wird er gleich die ganze Haltestelle zu Kleinholz machen, und ich werde nichts mehr haben, wo ich sitzen und reden kann, dieser weiße Schaum kommt offensichtlich aus der Tiefe des Magens, und Pietrek weicht sogar einer kleinen Pfütze aus, weil er aufgrund der Tollwut Angst vor Wasser hat, er ist krank und muß jemand ordentlich vermöbeln.

Ganz ruhig, Pietrek, warum sagst du nichts, was schaust du so komisch von unten herauf, warum hast du so schwarzrote Augen und außerdem irgendwie blutunterlaufen, als wolltest du jemanden umbringen, mein Gott, was sind das für Flecken auf deiner Kleidung? Ist das getrocknetes Blut? Und was hast du da unter der Jacke? Jesses, was versteckst du da, das ist doch keine Flasche? Da tropft ja Blut, und ein Stück Fleisch … Jesses, hast du da eine Axt um den Hals hängen? Du, Alter, du siehst aus, als hättest du jemand erschlagen mit der Axt, eine wehrlose alte Frau, und jetzt versuchst du vielleicht, noch jemand zu erschlagen, aber ich bin ganz ruhig, weil ich weiß, mich ermordest du nicht, wir haben so viel miteinander durchgemacht, wir haben so viel Gutes erlebt und sind zu gute Kumpel, als daß das so enden könnte. Ich merke, es hat dir die Sprache verschlagen von der Tollwut, du kriegst ja keinen Ton raus ... Aber was flüsterst du mir da ins Ohr, daß du jemand vierteilen willst? Was? Und vorher in die Eier treten? Und ob ich nicht irgend so ein Arschloch kenne, irgendeinen Spitzel und Spion in einer Person, am besten einer, der gern tratscht und weiterverbreitet, was er gehört hat. Weißt du, mein bester Freund, mir scheint, ich weiß da einen, ich habe ihn sogar gerade im Auge. Aber warum siehst du so aus, als wärst du verrückt geworden, als hätte dir jemand den Verstand verwirrt und geraubt ... Schau mich nicht an, ich bin das nicht, sondern der, den ich im Auge habe ... Was stehst du denn da und sagst nichts? Ich weiß und ich verstehe, daß dein Leben nur noch ein Scherbenhaufen ist, daß du in den nächsten Tagen keine Perspektive siehst, aber gleich machen wir Jagd auf jemand, und dann ist das vorbei und du fühlst dich besser und gesünder, gleich finden wir jemand, aber erschlag ihn nicht gleich, das lohnt sich nicht, wir quälen ihn ein bißchen, und zum Schluß, wenn wir ihn eine Woche festgehalten haben, bringen wir ihn um. Na, sei doch nicht so komisch, sag was zu mir, als mein bester Kumpel kannst du doch nicht einfach nichts sagen, es sei denn, ich verstehe, du bist so sauer auf dein ganzes Leben, daß du nicht kannst, obwohl du willst, du willst ja bestimmt, ich bin doch auch ein Freund für dich, aber sei nicht so scharf darauf, dich zu prügeln, ganz ruhig, warte noch ein bißchen. Hast du vielleicht Kippen? Nein? Schade, ich würde gerne eine rauchen, aber was soll man machen, wenn du auch keine hast, vielleicht, wenn wir einen erwischen, vielleicht wird der welche haben, und wenn nicht, findet sich bestimmt ein bißchen Geld, und wir kaufen welche, ganz langsam, nicht so hektisch, ja, ich sehe, du wirst schon ruhiger, ich mach mir echt Sorgen um dich, du siehst aus, als hättest du jahrelang ununterbrochen getrunken und plötzlich aufgehört, plötzlich und unwiderruflich, und als würde dir jetzt das ganze Ungeziefer aus dem Bezirk, alle Falter und Schaben inklusive Ameisen unter die Haut kriechen, als wüßtest du gar nicht mehr, wo rechts und links ist, und überhaupt, als wäre dein ganzes bisheriges Leben völlig in die Hose gegangen. Was trippelst du denn so und kuckst so von unten rauf und schnaufst … Wisch lieber diesen Schaum vom Mund, der da auf den Bauch tropft und sich mit dem Blut vermischt … Aber weißt du, wenn ich dich so sehe, werde ich angesteckt und habe auch Lust, jemand in Stücke zu reißen. Ich habe Lust, jemand mordsmäßig zuzurichten, gar nicht genau kucken, einfach alles abhacken, was sich abhacken läßt, und dann vergraben, damit's niemand erfährt. Und dann würden sie überall in den Städten Plakate aufhängen, wie der Typ, den wir umgebracht haben, in zehn Jahren aussehen wird, weil die Familie immer noch glaubt, daß er lebt, nur zeigen will sie sich nicht, und im Fernsehen und im Radio werden sie sagen, daß sie alles verzeihen, alles wird gut werden: aber bitte komm zurück! Aber der Typ wird nicht zurückkommen können, weil wir seine Teile in allen vier Himmelsrichtungen vergraben haben. Ja, ich sehe, daß deine Augen noch röter geworden sind, wenn ich so rede, daß du ganz scharf geworden bist und am liebsten gleich anfangen würdest mit dem Morden und Töten, daß der Wahnsinn sich in dir breitgemacht hat und es reicht, wenn ich sage, wen wir umbringen, und du springst nach mir ins Feuer, um dich endlich abzureagieren, weil das stark ist, ein Gefühl wie vor dem Eindringen in eine schöne Frau, die man aus Liebe vögelt, daß du es nicht aushältst, wenn du nicht gleich einen abschlachtest, ich verstehe dich, mein Freund, ich empfinde das gleiche, du mußt nichts sagen, ich verstehe auch so, gehen wir und tun, was wir tun müssen, ohne Worte, ohne überflüssiges Geschwätz, ohne Pfarrer, Ölung und Beichte. Und es wird nichts nützen, daß er flehen, winseln und bitten wird, wir sollen es nicht tun. Ich bin genauso erhitzt wie du, ich sehe, du erstickst fast vor Spucke und Schaum, ich sehe, gleich platzen dir die Augen von diesen blutgeschwellten roten Adern, und es überschwemmt dich, wir haben keine andere Wahl mehr als zu morden, langsam und unerbittlich, es schüttelt dich vor Wut, und ich weiß, warum, gleich sage ich dir, wer daran schuld ist und wen wir gleich in zwei Hälften teilen wie mit einem chinesischen Säbel, daß es nur so zischt, und der Typ fällt ganz von selber um, ohne daß einer nachhelfen muß! Oder wir zermalmen ihn einfach, jetzt gleich, in einer Sekunde, ich sag dir gleich, wen, ich sehe alles. Den da, diesen Spion, der im Gebüsch sitzt und lauscht. Auf ihn, verdammt, der entwischt uns nicht, bringen wir ihn um, ersticken wir ihn, den Arsch!!! O Jesus, ist mir heiß geworden, und ich weiß gar nicht, ob das die Sorgen und die Nerven sind, ob hinter der Haltestelle wirklich einer war, oder ob es mir nur so vorkam, denn daß Pietrek gekommen ist, ist natürlich einer meiner besten strategischen Tricks, um diesen dreckigen Bürgermiliztyp und Geheimdienstler so fertigzumachen, daß er nicht einmal abhauen kann, weil er so die Hose so voll hat, daß sie zu schwer ist. Denn woher sollte jetzt Pietrek kommen? Und dann noch der Schaum, das hab ich mir alles ausgedacht, um Verdächtige einzuschüchtern, die vielleicht da lauern und alles auf Band aufnehmen, um es dann abzuspielen und mich auszulachen. Na, da bin ich aber mitgegangen, ich bin völlig mit den Nerven fertig, ich zittere, das ist ja total bescheuert, was ich gesagt habe, und jetzt komme ich mir blöd vor. Ich habe nie jemand umgebracht und werde auch niemand umbringen, denn selbst wenn ich wollte, könnte ich es nicht. Ich weiß nicht, woher das kommt, einen Fisch kann ich tot machen, einem Huhn den Kopf abschneiden, aber einem Kalb kann ich nichts tun, geschweige denn einem Pferd oder – Gott behüte – einem Menschen. Ich glaube, ich muß sogar gleich kotzen, wenn ich an die ganzen Kutteln denke, von denen ich gesprochen habe, ich, der ruhige, arme, kleine, erschrockene Bombel, der still in der Ecke steht, zu niemand ein böses Wort sagt, immer freundlich lächelt und kuckt, daß einem ganz warm ums Herz und um den Leib wird.

Frieden

Hier ist absolut niemand, so daß es mir leicht fällt zu denken, es wären jede Menge Leute auf der Straße, und alle würden irgendwo hingehen, als ob gleich eine Hochzeit oder so beginnen oder gleich ein Kind getauft werden würde, als wäre verkündet worden, daß irgendwo umsonst große Geldscheine verteilt werden. Und von da ist es nur noch ein Schritt, ein kleiner Steg zwischen den Gedanken, der das eine mit dem anderen verbindet. Wenn ich in der Stadt unter Leuten bin, fühle ich mich wie ein unpassendes Teilchen eines riesigen Puzzles, oder als wäre ich die einzige farbige Zeichentrickfilmfigur in einem Schwarzweißfilm, als hätten sie mich mit Gewalt dazugemalt, als hätten sie mich, Bombel, einfach mitten in etwas total Künstliches, in irgendeinen Pseudoscheiß reinmanövriert, als wäre ich plötzlich in einem Traum erwacht, aber nicht in meinem und auch nicht einem meiner Freunde. Im Prinzip fahre ich ja manchmal zu einer Freundin, aber ich hab in der Stadt nur einen anständigen Kumpel, und unter uns gesagt, auch der ist ein ziemliches Arschloch. Scheinbar ein Stadtmensch, zwischen mehrstöckigen Häusern groß geworden und deshalb was Besseres, aber in Wirklichkeit ist er ein Schwein und erinnert sich nur an mich, wenn ich Geld habe. Aber manchmal ist er in Ordnung, denn wenn ich eine Übernachtung brauche, da kann man nichts sagen, da hilft er mir immer und reicht mir die Hand, und es ist scheißegal, daß sein Haus ein ganz billiger Puff ist, mit Nutten, die selber zahlen, damit man sie durchbumst, und trotzdem will keiner, denn das ist so angenehm, wie mit einer kalten Pizza zu schlafen. Nüchtern würde ich da nie reingehen, und keiner könnte mich zwingen, ich hab ja schließlich meine Ehre. Da fährt überall was rum, da liegt irgendwelches Zeug, alt und stinkig, nicht, daß ich wählerisch wäre und im Hotel wohnen muß, aber bei dem liegt jede Menge Zeug rum, das schon lange verschimmelt ist und schon vorher nichts Besonderes war und gestunken hat wie Scheiße, und jetzt sind alle Ecken und Winkel voll davon, als hätte jemand eine Atombombe aus Scheiße hochgehen lassen, von den Flaschen ganz zu schweigen. Denn als ich einmal was trinken wollte wie ein ordentlicher Bürger, weil ich ausgetrocknet war, und voll angenehmer Erwartung, die nach Obstwein roch, einen kräftigen Schluck nahm, da wurde ich fast ohnmächtig vor lauter Kotzen, so hat es mich geschüttelt, als mir klar wurde, daß ich die Pisse von jemand im Mund hatte, im besten Fall vom letzten Jahr. Und auch jetzt würde ich kotzen, in aller Bescheidenheit, wenn mir nicht die grundlegenden Makroelemente im Magen fehlen würden. Aber wenn man in einer märchenhaften Stimmung ist, dann stört einen nichts, und so ein Haus ist sogar ein bißchen gemütlich, weil es immerhin voll von dampfender, schimmeliger Wärme ist, und die ist mit Sicherheit besser als jede Kälte; wenn man durchnäßt und durchgefroren ist und dann zu dem Kumpel in die Wohnung kommt, dann duftet es dort sogar. Denn das ist nicht seine eigene, sondern eine illegal besetzte Notwohnung, das heißt, wenn etwas passiert, eine Naturkatastrophe, dann wohnen anständige Leute in seiner Wohnung. Aber wenn ich zum Beispiel halbwegs anständig wäre, manchmal bin ich das ja, dann würde mich auch das größte Unglück, selbst alle Erdbeben zusammengenommen, in Verbindung mit Bombenanschlägen und Wirbelstürmen, nicht dazu bringen, in diesem Haus zu wohnen. Ich will ja nichts sagen, manchmal ist es ganz angenehm, aber nur, wenn man Gast ist und währenddessen daran denkt, daß man sein eigenes Haus hat, wo regelmäßig die Schwester saubermacht, und das ist was völlig anderes als die Wohnung von diesem Kumpel.

Bei dem klebt nämlich alles. Pietrek sagt, daran kann man sich gewöhnen, der hat nämlich eine Weile dort gewohnt, als er sein Mädchen in der Stadt kennengelernt hat und sich mit ihr treffen mußte, weil er ja gesagt hat, er liebt sie, also mußte er in den Morgenstunden zur Verfügung stehen, weil das Mädchen nachmittags ein Praktikum im Laden hatte. Wenn man da mit der Hand was anfaßte, blieb ein Teil davon ein paar Tage dran und ließ sich nicht wegwaschen. Und wenn es, Gott bewahre, an der Haut festklebt, dann juckt es, man kratzt, es gibt Schorf und will ums Verrecken nicht heilen. Da muß man aufpassen. Aber ich habe bei ihm meine Ecke, Matratze und Decke direkt an der Wand, das ist ganz in Ordnung, wenn ich ein paar Tage in der Stadt leben will, was selten geschieht, denn im allgemeinen fahre ich nicht gern aus meinem Dorf weg, ich habe Angst, daß es vielleicht nicht mehr da ist, wenn ich zurückkomme, daß ich den Weg nicht finde, daß man ihn ohne mein Wissen und Einverständnis verstellt hat, daß ich zurückkomme und keiner mich erkennt und im Dorf ein anderer Bombel ist, der in meinem Haus wohnt und der Bruder meiner Schwester und der Kumpel von Pietrek ist, denn nicht einmal Pietrek wird mich erkennen, und wenn ich ihm alles erklären will, sagt er: »Mach, daß du wegkommst, du Gauner, sonst hole ich meinen Kumpel Bombel, und wir polieren dir die Fresse, du Arsch!« Also versuche ich immer in meinem Dorf zu bleiben, damit ich von dem Streß keine Magengeschwüre bekomme, denn von da ist es nicht mehr weit zum Krebs. Aber manchmal halte ich die Gemeinheiten einfach nicht mehr aus, und etwas in mir sagt: Bombel, du mußt wegfahren und drei Tage woanders leben, sonst drehst du durch, geh und red mit Pietrek, daß er auf das Haus aufpaßt, dem Hund zu fressen gibt, wenn ich nicht da bin, und den Ofen heizt, damit es warm ist, wenn ich wiederkomme. Natürlich hab ich Bedenken, warum nicht, aber ich überwinde mich innerlich und fahre, und dann bin ich stolz auf meine Zivilcourage.

Und dann kommt's drauf an, es kann sein, ich habe Geld und sitze auf irgendeiner Bank, da kommt ein Fräulein und fragt, ob ich nicht was dazulegen kann für eine Flasche Wein, und ich antworte: Kommt drauf an, und sie: Auf was denn? Und ich sage: Nur auf Sie – Frauen mögen es nämlich, wenn man ihnen die Möglichkeit gibt, ihr Leben selbst zu bestimmen. Und dann stellt sich raus, daß sie in der Nähe eine Wohnung hat und man den Abend dort ganz romantisch bei einem Gläschen Wein verbringen kann und die Nacht noch romantischer. Aber genausogut oder noch viel eher kann es passieren, daß niemand kommt, daß es regnet, ich werde völlig durchnäßt, und dann hauts mich um, und wenn ich ein bißchen döse und dann wieder aufwache, stellt sich raus, daß ich kein Geld mehr habe, daß ein Wunder geschehen ist, denn als ich eingeschlafen bin, hatte ich noch welches, und wenn ich aufwache, ist es weg. Und die Schuhe sind auch weg und die Jacke, und ich muß in Socken und nur in Oberbekleidung zu meinem Kumpel in die Wohnung und muß ihm erklären, warum ich nicht gleich zu ihm gekommen bin, sondern mich irgendwo rumgetrieben habe, dafür habe ich jetzt eine Lehre und Warnung für die Zukunft bekommen, aber ich glaube, eine Zukunft wird es nicht geben, sobald ich nach Hause komme, lege ich mich schlafen und ratze ein paar warme Nächte durch, und wenn ich schließlich aufwache, denke ich so wie damals bei meinem Kumpel, daß nichts mich zwingen kann, in so ein Scheißloch zu fahren, wo, wenn man ein bißchen trinkt und infolgedessen in die schönsten Träume gehüllt wird, von kanarischen Inseln, Tropen und so, einem, wenn man heimkommt, nicht nur zum Heulen ist, weil das alles nicht wirklich passiert ist, sondern man auch noch kein Geld und keine Mittel zum Leben mehr hat.

Aber ich werde mich nicht selbst belügen, manchmal gefällt es mir auch, ein paar Tage auf großem Fuß und Niveau zu leben, und selbst wenn ich keinen Groschen habe – es findet sich immer jemand, der einem was gibt, und wenn nicht mir, denn wenn ich auch gern ein kantiges Gesicht, tiefliegende Augen und eine laute Stimme hätte und gern einen Meter sechsundachtzig wäre in Verbindung mit achtzig Kilo Lebendgewicht, um Dominator im Fernsehen sein zu können, so bin ich es doch nicht, also, wenn nicht mir, dann meinen Kumpeln, die zwar auch nicht aussehen wie Mafiabosse, aber sie sind in der Regel zu fünft oder zu sechst, da müssen sie nicht besonders aussehen. Na ja, manchmal bittet man, aber manchmal wirklich nicht, und man muß sich verhalten wie ein Hund, der, wenn er spürt, daß der Mensch

Angst hat, bellt und so tut, als sei er ein verdammt gefährlicher Nazi-Schäferhund, der zwei Wochen minus vier Tage nichts gefressen hat und die Wurst nur durch die Glasscheibe anglotzen durfte. Aber ich weiß nicht, ob das mehr Vor- oder Nachteile hat oder ob es sich gleich bleibt, ob es auf ja oder auf nein rausläuft, denn manchmal habe ich furchtbare Lust, manchmal zieht es mich trotz aller Unbequemlichkeiten dorthin, als wäre dort ein Magnet und ich hätte Hunderte von Metallteilchen unter der Haut. Um die Physik kommt man nicht rum, über den eigenen Schwanz kann man nicht springen.

Ich setze mich in den Bus, der sich vierzig Minuten lang dahinschleppt, und wenn der Arsch sich auch nur eine Minute verspätet, ich hab nämlich speziell für diese Gelegenheit eine Taschenuhr direkt aus Japan, das heißt, nicht aus Japan geschickt, sondern aus einem polnischen Geschäft, aber aus Japan importiert, und wenn ich einsteige und die Fahrkarte kaufe, schalte ich gleichzeitig die Stoppuhr ein, und wenn der Arsch sich verspätet, dann gibt's Zoff, denn wenn man löhnt, kann man auch was fordern, ich zahle ihm die ganzen Beleidigungen von früher heim, wenn ich keine Fahrkarte hatte und trotzdem fahren wollte, die ganzen Erniedrigungen und Schändlichkeiten. Und wenn der Gauner fünf oder, noch besser, zehn Minuten zu spät kommt, gehe ich mich beschweren, zu dem Schalter, wo seine Chefs sitzen, und sage, ich wäre von einer Gruppe reisender Bürger unseres Landes berufen worden, die zusammen mit mir das zweifelhafte Vergnügen hatten, mit dem oben erwähnten Fahrer zu fahren, der sich verspätet hat, weil er an der Grenze illegale Mengen von Alkohol gekauft hat, was zwar unter außerdienstlichen Umständen seine Privatangelegenheit ist, aber in dem Moment, wo wir, die Reisenden, betroffen sind, ist das auch unser Problem, denn wenn wir eine Fahrkarte kaufen, verlangen wir die Wahrung unserer Rechte. Und weiter, daß eine der Frauen einen Termin beim Gericht hatte, weil ihr Mann sie geschlagen hat, und sie konnte nicht kommen, aber der Mann war da, weil er in der Stadt wohnte nach dem Vorfall, wegen dem die Frau die Polizei geholt hat, und als die Richterin sah, daß die Frau nicht da ist, sondern nur der Mann, wurde die Sache eingestellt, weil der Typ nett aussah und ein bißchen dümmlich, als könnte er keiner Fliege was tun, dabei dachte er noch im Gerichtssaal: Warte, du Hure, wenn ich zurückkomme, wirst du bezahlen dafür, daß du unsere heilige Familienangelegenheit vor die Rechtsprechung zerrst; deshalb sah er so zufrieden aus, weil er sich schon überlegte, was er der Reihe nach tun würde, weil er sich schon einen Arbeitsplan zurechtlegte. Und wer ist schuld daran, wenn nicht der Fahrer, der durch sein unverantwortliches Verhalten einen großen Mangel an sozialer Fähigkeit bewiesen und das Glück einer anständigen, gläubigen Frau ruiniert hat, die ihrem Mann einige Jahre lang jeden Herbst ein Kind schenkte? Wir, die Reisenden, fordern eine Disziplinarstrafe für den Fahrer, der viele Menschen ins Unglück, ja geradezu in dramatische Tragödien gestürzt hat.

Und überhaupt überkommt mich jetzt ein riesiger, schwarzer, ohnmächtiger Haß auf das, was manchmal passiert. Wenn ich auch sonst den Menschen gegenüber sanft und friedlich gestimmt bin, so könnte ich jetzt in meinem ohnmächtigen Streß einigen Typen eine Kippe auf ihrem Schwanz ausdrücken. Diese verdammten Muskelprotze, diese Arschlöcher, mir fehlen die Worte, ich zittere vor Wut. Da sitzt man in aller Ruhe am Fluß und läßt Steinchen springen, trinkt ein Weinchen und verkehrt mit der Natur, und plötzlich hört man, du Nutte, ich fick dich durch bis auf die Knochen, du brauchst dich gar nicht zu verstecken, ich finde dich sowieso, sicher hast du dich zusammen mit deinen Bankerten vor Angst in eine Ecke verkrochen, aber ich rieche deinen Gestank, ich finde dich, und wenn du herauskommst, dann reiß ich dir nicht die Haare aus, sondern poliere dir die Fresse, komm raus, das wird besser sein für dich und mich, dann muß ich mich nicht so quälen, du verdammte Schlampe, da heulst du in der Ecke, heul nur, aber laut, beiß dir nicht in die Hand, heul ruhig laut, damit ich dich besser und schneller finden kann, du kannst dich nicht vor mir verstecken, ich werde dich windelweich schlagen, daß du nicht mehr laufen kannst! Und deine Bankerte sollen jetzt besser sagen, wo ihr seid, dann verschone ich die Mama vielleicht ein bißchen, sie sollen lieber schreien, dann reden wir miteinander, das ist besser für die Hure, die sie geworfen hat, ich bin schon auf der Spur, aber zuerst muß ich einen guten Stock finden, der nicht gleich abbricht, wenn ich dir damit den ganzen Ranzen versohle, du nichtsnutziges Weib, du verdammtes Dreckstück, du Nutte, die jeder im Dorf fickt, wenn er Bock hat! Aber ich weiß das alles, ich werde dir jetzt zeigen, was eine Ehe ist, komm schon raus, wenn ich dich noch lange suchen muß, wird meine Wut immer größer, ich reiß dir alle Fingernägel raus, dir und deinen verlotterten Töchtern, diesen billigen Nutten, die sich jetzt an dich drücken und vor Angst nicht einmal heulen können! Ich sage euch, zeigt euch lieber, dann erspare ich es euch, euch Nadeln in eure Titten zu stechen, ich komme gleich, ich weiß, wo ihr seid, das ist eure letzte Chance, mich friedlich zu stimmen, wenn nicht, schlachte ich alle Kühe ab, zertrete die Hühner und zünde alles an, das ganze Haus brenne ich ab und lasse euch nicht raus, damit ihr langsam da drin verreckt.

Und der kennt nichts, verdammt, er brüllt, daß alle ihn hören, daß alle wissen, er läßt sich nicht von seiner Frau auf der Nase rumtanzen, er ist der Stärkste, er ist der Herr im Haus und läßt sich nicht zum Narren halten. So einen sollte man sich schnappen und an den Baum binden, damit seine Frau alles wettmachen kann, inklusive Zinsen wie bei einem Wucherer, und wenn er dann noch etwas will, wieder an den Baum binden und wieder das gleiche, mit der Zeit wird er es lernen, und alle leben glücklich und in Frieden, man muß nur ihr Leben drehen, und schon hat man den schönsten Film über die ideale Familie.

Und dort, in der Stadt, ist alles eben, ordentlich, alles genau abgemessen, damit nirgends etwas raussteht, damit nichts zu viel und nichts zu wenig ist, alles ist aus Beton- und Plastikklötzchen, die zueinander passen, aber trotzdem ist an den Fugen etwas Spielraum, vielleicht nicht ganz zugeklebt, nicht ganz so ideal zusammengefügt, manchmal fliegt was raus und ein Loch entsteht, man müßte meinen, es ist alles ganz dicht, aber es hat doch ein bißchen Spiel, wenn etwas auf der einen Seite ist, muß es auch auf der anderen sein, damit man es aufschreiben kann. Nur morgens bewegt sich nichts, die Dinge drücken sich so aneinander, daß sich wirklich nichts bewegt. Dafür ist am Tag alles eine einzige Veränderung, so daß man in nüchternem Zustand ums Verrecken nicht durchblickt, aber wenn man betrunken ist, läßt einen das alles zum Glück völlig kalt, man macht sich nichts draus und muß beim besten Willen nicht durchblicken.

Ende

Na ja, jetzt sieht es so aus, jetzt kündigt sich im Allgemeinen und im Besonderen an, so wie das Wetter sich zusammenbraut, wie sich die Wolken zusammenballen über meinem Dorf, das natürlich nicht meins ist, ich sage das nur, um meine Verbundenheit mit ihm zu betonen, es sieht aus, als würden sich in mir selbst Wolken bilden, die gar keinen Regen enthalten, sondern nur gefährlich aussehen, als wollten sie die ganze Welt platt machen, als würde das angekündigte Ende nahen, wo nichts mehr sein wird, keine Haltestelle und schon gar nicht der Laden daneben, keine Straße, kein Himmel, kein Bombel, das heißt ich, denn so nennt man mich, wenn zum Beispiel jemand was von mir will, dann bittet er mich: »Hör mal, Bombel, du bist ein cooler Typ, und ich kann mich immer auf dich verlassen, zu jeder Tages- und Nachtzeit, hättest du nicht eine Kippe für mich, ich habe nämlich zufällig gerade kein Geld«, und ich sage dann zum

Beispiel, das ist aber ein glücklicher Zufall, ich habe gerade eine, und natürlich sage ich ihm nicht perfide ins Gesicht, daß ich wirklich so gut bin und immer helfe, wenn's nötig ist, sondern es geht darum, daß ich verstehe und genau weiß, wie das ist, wenn man will und nicht kann, man muß also gar nicht bitten, denn – ich sag's dir im Vertrauen, behalt es für dich – das könnte mich sogar beleidigen, denn in solchen Fällen genügt es, man gibt mir dezent zu verstehen: Weißt du, Bombel, ich könnte jetzt eine rauchen, und dann weiß ich schon, was zu tun ist, und damit es dir nicht womöglich peinlich ist, rauche ich eine mit, und dann sind wir Kumpel, die viel miteinander durchgemacht haben und jetzt in aller Ruhe zusammen eine rauchen.

Und die Wolken, Kruzifix noch mal, werden immer mehr, sie sammeln sich über dem Horizont und verdecken den Himmel, daß es dunkel ist, aber nicht wie in der Nacht, sondern als hätte der Herrgott vielleicht ein bißchen zuviel getrunken, worauf man als Konsequenz das Licht ein bißchen gedämpft hat, mit einem Schleier verhängt, damit er kein Kopfweh kriegt und es ihn nicht blendet. Aber diese Wolken sind innen leer, nicht die richtigen, sondern die, die sich in mir sammeln, und gerade ist es, als würde dieser kleinere Bombel in mir mir einreden, daß gleich ein riesiges Auto voller Mädels kommt, in Kniestrümpfen und Sporthöschen, aus einem Actionfilm, und die sind traurig, weil es ihnen nicht gelungen ist, in der Industrie Karriere zu machen, und ich werde einsteigen und sie trösten, ich werde ihnen sagen, sie sind trotzdem intelligenter als andere Mädchen, sie sind hübsch und sollen sich nichts draus machen, und sie wiederum ziehen sich aus Dankbarkeit alle aus und sagen, du verstehst uns Frauen aber wie kein anderer Mann, sag, was wir für dich tun können, denn du bist kein gewöhnlicher Typ, sondern einer auf eine Million, der sich hervorragend in das Denken der Frau und ihre Rolle in der Gesellschaft einfühlen kann.

Und gleich wird ein Auto kommen, das sieht man, weil alles zittert, die Zeit hat sich ein bißchen bewegt, gleich wird sie sich befreien, es wird einen Knall geben, der Korken wird rausspringen, und alles beginnt zu fließen und sich zu verändern, überhaupt gerät plötzlich alles in Bewegung, um diesen Stillstand einzuholen, der aufgrund eines Defekts eingetreten ist, ich zerfließe beinahe, und alle beginnen zu überlegen, wo unser Kollege Bombel abgeblieben ist, er müßte jetzt wie immer an der Haltestelle sitzen, ohne ihn ist alles anders, ohne ihn fehlt hier was. Aber ich werde nicht mehr hier sein, gleich wird etwas geschehen, etwas, wovon selbst der Kleine in mir keine Ahnung hat, derjenige, der mir einflüstert, was ich sagen soll und was passieren könnte. Aber diese Sache hat sich schon in meinem Bauch eingenistet, ich spüre, wie sie wächst und Schwierigkeiten beim Atmen macht, ich spüre, wie es schwerer wird, es ist, als hätte sich jemand auf mich gesetzt, und ich kann das nicht loswerden, das kann niemand. Irgendwie spüre ich, daß mich plötzlich aus heiterem Himmel irgendwelche Seidenbahnen kitzeln, ganz lange, man sieht gar nicht ihr Ende, aber ich weiß, wer sie dort festhält, das sind schöne Frauen, nur mit dieser Seide bekleidet, ohne Unterhöschen, nur daß die Seide weiß ist, und die, die mich kitzelt, ist violett. Ehrlich gesagt, ich bin müde geworden, es ist, als wäre ich eingeschlafen und hätte es gar nicht gemerkt, als hätte ich den Moment verpaßt und würde jetzt schlafen und es nicht einmal wissen.

Irgendwie ist alles kleiner geworden, und ich fühle mich nicht wie sonst, als würde ich vor der ganzen Welt an der Haltestelle stehen, sondern vor etwas viel Kleinerem, etwas,

was klein geworden ist, vorher aber groß war und mich überragt hat. Und dann dieser Wind, der mich beinahe mitreißt, denn ich bin endlich leicht geworden, endlich habe ich nicht mehr dieses Gewicht, endlich tut es nicht mehr weh, daß ich schwer bin, daß mir eine Menge schweres Aas im Magen liegt, als wäre alles, was ich je gegessen hab, überhaupt nicht aus mir rausgekommen auf verschiedene Art und Weise, als hätte es mich nie durchgeputzt, als hätte ich nie gekotzt, sondern alles gespeichert, bis ich mich manchmal nicht mehr bewegen konnte. Endlich hat mich das verlassen und ist in die Erde gesickert, vielleicht sind in meinen Füßen und Schuhen Löcher entstanden, und alles ist in den Boden gesickert, und aus diesem, das heißt, meinem persönlichen Dung werden Blumen sprießen, und sie werden sagen, hier, genau an dieser Stelle, stand Bombel und quasselte wie bescheuert mit sich selbst, aber er war überhaupt nicht bescheuert, sondern total in Ordnung, und man kann nichts Schlechtes über ihn sagen, das heißt, kann man schon, aber wer das tut, der lügt. Ich bin ganz leicht, und von dieser Luft fühle ich mich auch nicht mehr so trocken, ich spüre nicht mehr so, daß mir jede Form von Alkohol oder auch Obstwein fehlt, was absolut nicht heißt, daß ich nicht, wenn ich jetzt nach links und dann nach rechts schauen und etwas aus Glas entdecken würde, was ich bisher nicht bemerkt habe und was sich als von meinem lieben Freund Pietrek versteckte Flasche Wein erweist, daß ich die dann nicht zum Beispiel austrinken würde, begleitet von angenehmen Gedanken bezüglich Pietrek, was für ein guter Mensch er ist, daß er sich an mich erinnert, daß ich hier sitze, und sich gedacht hat, der arme Bombel, er sitzt manchmal so allein da, ich mache ihm eine Freude und verstecke gleich neben der Haltestelle ein nagelneues Fläschchen Wein, das wird er finden und mit Genuß austrinken.

Aber so kann ich noch lange reden, immer mehr, merke ich, ich spüre, daß mein Gequassel mich davonträgt, es ist wie mit diesem Wind, der sanft pfeift, weiß der Geier woher, denn es sieht aus, als wären die Bäume ganz ruhig, auch das Gras wogt nicht, alles konzentriert sich nur auf mich, und diese Seide, die sich sozusagen um mich gewickelt hat, kitzelt mich sogar ganz angenehm, und jetzt ist es fast so, als würde mir jemand zuhören, als würde ich nicht ausschließlich mit mir selbst reden, sondern als würde etwas mich belauschen, irgendein Rauschen, ich weiß nicht was. Ich fange an, mich ganz seltsam zu fühlen, bestimmt wird etwas geschehen. Ich weiß, daß sie gleich kommen und mich holen werden, was im Prinzip nicht besonders glücklich ist, denn mein Haus wird fast leer sein, und es ist das erste Haus, wenn man ins Dorf kommt, und nachts wird das Licht aus sein, während ich es immer an hatte, um den Leuten eine Orientierung zu geben, wenn es neblig ist, denn das Haus ist gleich an der Straße, und ich habe damit immer den Fahrern geholfen, daß nicht womöglich einer ganz ohne Vorwarnung in meinen Hof rauscht. Gleich werden sie kommen und sagen: einsteigen bitte. Und was soll ich dann machen? Ich kann doch nicht nein sagen. Und ich werde zu reden aufhören müssen, man kann doch nicht vor anderen Leuten so schamlos daherquasseln. Aber vorläufig habe ich noch ein bißchen Zeit, denn obwohl mir scheint und ich fast sicher bin, daß sie gleich kommen, um mich zu holen, ausschließlich mich und niemand anders, für Bombel werden sie einen großen, viertürigen Wagen schicken, noch dazu einen frisch lackierten blauen Metallic, aber ein bißchen kann ich noch hier stehen, und während ich aufgrund dieser Luft, die jetzt sozusagen unter mir hervorbläst, fast über der Erde schwebe, schaue ich nach, ob da nicht doch zufällig ein Weinchen oder eine Zigarette versteckt ist, für unterwegs.

Nachwort

Andrzej Stasiuk

Bombel ist klein, schlank und blond. Manchmal treffe ich ihn, wenn ich im Nachbardorf einkaufe. Wir begrüßen uns wie immer, wechseln ein paar belanglose Sätze, und dann frage ich ihn einfach, um keine Zeit zu verlieren: »Na, wieviel?« Er ziert sich ein bißchen – irgendwas eben, aber am besten doch so um die fünf Zloty, denn das ist der Betrag, bei dem die billigsten Weine anfangen. Ich helfe ihm aus, er bedankt sich und verschwindet. Das geht seit vielen Jahren so.

Vor einiger Zeit hat er mir bei einer dieser Gelegenheiten gesagt: »Das Buch ist über mich, das ist geil.«

Mirek sagte einmal zu mir: »Eines Tages begann ich mir einfach vorzustellen, was Bombel denkt, und so ist das Buch entstanden.«

Bevor Mirek sein Heimatdorf verließ, sahen sie sich wahrscheinlich täglich. Der etwa fünfzehn Jahre ältere Bombel war ein natürliches, mobiles Element der Landschaft. Täglich bewegte er sich zwischen der Haltestelle, den zwei Läden und den Häusern seiner Kumpel hin und her. Das Dorf hat eigentlich nur eine Straße, und das Leben anderer Leute ist kein Geheimnis. Auch wenn sie in ihren vier Wänden sitzen, wissen die anderen, was sie tun – oder was sie tun sollten. Und wenn sie es nicht wissen, stellen sie es sich vor; und schon wissen sie es. Alle stellen sich das Leben der anderen vor und glauben dann daran, ohne nach der Wahrheit zu fragen. Die Gedanken der anderen stellt sich hier niemand vor.

Mirek wuchs also heran, mit Bombel im Hintergrund. Er hat es nie erwähnt, aber die Gestalt muß ihn fasziniert haben. Eines Tages zeigte er uns einen Film über Bombel. Er hatte ihn mit einer Amateurkamera gedreht, mit Hilfe von zwei Freunden. Eine Art Dokument über seinen zukünftigen Helden und dessen treuesten Freund Pietrek. In dem Film sind ab und zu das Dorf, die Landschaft, Bruchstücke der Wirklichkeit zu sehen, aber die Hauptrolle spielt die Erzählung. Sowohl Bombel als auch sein treuester Freund Pietrek reden pausenlos. Ununterbrochen spinnen sie ihre Erzählung, wie zwei galizische Scheherazaden.

Der literarische Bombel ist eine heroische Figur. Das Schicksal drückt ihn nieder, zermalmt ihn, versucht ihn zu vernichten, doch er – wie ein plebejischer Ritter von der traurigen Gestalt – stellt sich dem ungleichen Kampf. Seine Waffe ist der permanente Erzählfluß. Bombel verkörpert all jene, denen die Vorsehung keine Chance gegeben hat, die sich ihr widersetzen und die Herausforderung annehmen. Sie stellen sich dem Abgrund des Nichts entgegen, der Welt, die sie nicht will und nicht braucht, sie beginnen ihre eigene Version der Ereignisse zu erzählen, ihre eigene Philosophie, Theorie, ihre eigene Version von Niederlage und Wiedergutmachung. Und solange sie erzählen, leben sie in der ganzen Fülle der Existenz. Wenn Bombel redet, siegt er über das Nichts. Solange er redet, ist alles möglich, alles kann geschehen, die Letzten werden die Ersten sein, und wer weiß, vielleicht wird sogar dem Tod »kein Reich mehr bleiben«. Solange er redet. Bombel ist ein begnadeter Schwätzer. Schweigen bedeutet für ihn den Tod. Wenn er verstummt, denkt niemand mehr an ihn. Er wird in aller Stille sterben, sein treuester Freund Pietrek wird sterben, sterben werden der slowakische Zigeuner und die schöne Zigeunerin, das Dorf wird sterben, mitsamt den Wolken, die darüber hinwegziehen. Wenn er verstummt, wird der Welt das Herz brechen, so wie dem Elektriker vor dem Laden das Herz zerbrochen war, obwohl seine Kumpel dachten, er sei nur eingeschlafen.

Mirek hat »Bombel« zwischen dem siebzehnten und achtzehnten Lebensjahr geschrieben. Er schickte sich damals schon an wegzuziehen, sein Dorf zu verlassen. Er wollte zum Studium nach Warschau. Man ist geneigt zu sagen: Was kann ein achtzehnjähriger Junge vom Leben wissen? Nicht viel. Doch im Fall von Mirek geschah etwas Außergewöhnliches. Vielleicht hatte er keine Ahnung vom Leben, aber er sog das Leben durch die Haut ein. Er verschlang es zur Gänze, und dann mußte er nur den ersten Ton hören, das erste Wort, um alles niederzuschreiben. Der tragikomische »Bombel« ist voll von bitteren Erfahrungen, bis ins Mark durchdrungen vom Gefühl des Scheiterns, aber vor allem ist er von der ersten bis zur letzten Seite durchtränkt von schwärzestem und zugleich liebevollem Humor. Der erzählende Bombel ist ein Dorfkönig des Witzes, ein provinzieller Meister der Schlagfertigkeit und Bezwinger des Ernstes. Er weiß genau, daß es mit der Sprache ist wie mit der Musik: Wir können Moll oder Dur wählen, und die Geschichte setzt sich unabhängig von uns fort, aber immer im Einklang mit der Tonart und den unausweichlichen Gesetzen der Harmonie.

Ja, »Bombel« ist ein fröhliches Buch. Und zugleich eines der traurigsten. Mirek ist eine ungewöhnliche Kunst gelungen: Er hat das Leben in seinem unüberwindlichen Dualismus erfaßt, in seiner ewigen Antinomie. Er vertraute seinem Instinkt und vermied die seichten Stellen der Sentimentalität und die Fallen des Zynismus. Vor allem vertraute er der polnischen Sprache, ihrer Biegsamkeit, die es erlaubt, ständig das Register zu wechseln, die Tonart zu ändern, unmerklich von einem hohen Stil zu volkstümlich-selbstironischem Spott überzugehen, von der Erhabenheit in die Lächerlichkeit, vom kläglichen Lamentieren zum Kichern. Denn Mirek war wie kaum einer der jungen polnischen Schriftsteller mit Gespür für die Sprache begabt. Er hörte nicht nur, wie andere sprechen, er konnte auch hören, wie im Zusammentreffen von Wirklichkeit und Sprache die Erzählung entsteht. Er sah sich die Welt an und hörte sie zugleich. Und er stattete seine Lieblingsgestalt mit diesen Fähigkeiten aus. Auch Bombel hört sich die Wirklichkeit an, und er hat immer eine Antwort parat. Im Zusammenprall mit dem Leben ist er schneller, klüger und witziger. Jedenfalls bemüht er sich darum. Er versucht mit Hilfe der Plauderei, mit Hilfe der Logorrhoe, mit seiner zwanghaften Geschwätzigkeit, seiner nicht endenden Fabel und Konfabulation das Schicksal zu überlisten, dessen Wirkung hinauszuzögern, die im Endeffekt immer Verlust und Verderben bedeutet. Doch Bombel gewinnt, es gewinnen sein treuester Freund Pietrek und ihr Zuhörer Mirek, der alte Zigeuner und der Elektriker, der an zerbrochenem Herzen starb. Sie werden in der Erzählung weiterleben, wenn über den Rest der Welt das Nichts einbricht.

Aus dem Polnischen von Renate Schmidgall

Mirosław Nahacz
Bombel
Aus dem Polnischen von Renate Schmidgall
Mit einem Nachwort von Andrzej Stasiuk

Konzept Design
Gottschalk+Ash Int'l

Foto Mirosław Nahacz
© Sara Niedzwiecka

Druck und Bindung
fgb freiburger graphische betriebe GmbH & Co. KG

Printed in Germany
Erste Auflage 2008
ISBN 978-3-940888-30-3

weissbooks.com